ESSAI SUR LE PRONOSTIC

DU

CHANCRE CÉPHALIQUE INDURÉ

ESSAI SUR LE PRONOSTIC

DU

CHANCRE CÉPHALIQUE INDURÉ

PAR

Le Dʳ Adrien STOURME

Ancien externe, ancien interne provisoire des Hôpitaux

LYON

TYPOGRAPHIE ET LITHOGRAPHIE J. GALLET

2, rue de la Poulaillerie, 2.

1889

ESSAI SUR LE PRONOSTIC

DU

CHANCRE CÉPHALIQUE INDURÉ

AVANT-PROPOS

Lorsque nous avons commencé ce travail, nous pensions ne rapporter que quelques observations de chancres à siège anormal. Mais chaque année ces faits deviennent de plus en plus fréquents ; aujourd'hui ce n'est plus une rareté, et il suffit d'être averti de la possibilité de la syphilis pour en faire immédiatement le diagnostic. Les symptômes même du chancre à siège anormal ne sont pas autres que ceux du chancre des organes génitaux ; à peine pourrait-on citer pour le chancre des lèvres, une induration plus grande, en raison sans doute de la grande richesse en lymphatiques de cette région.

Mais restait une autre question, idée admise autrefois, et que l'on n'avait pas encore vérifiée, c'est de savoir si les syphilis consécutives à un chancre de la face ne seraient pas plus graves que les autres, en raison du siège, tout comme la rage avec laquelle la syphilis a tant de rapports. C'est ce point que nous avons voulu élucider.

Nous diviserons notre travail en deux chapitres : dans le premier nous ferons l'historique de la question, historique qui nous a paru nécessaire à cause de l'oubli dans lequel paraissaient être tombés, dans ces derniers temps, les travaux lyonnais sur le chancre céphalique ; dans le deuxième, nous verrons quelle est la durée de l'incubation primaire, celle de l'incubation seconde, la gravité respective des manifestations des deux périodes, enfin l'influence ou non des traitements.

Pour être complet il faudrait aussi s'occuper des accidents tertiaires, malheureusement nous n'avons pu trouver que peu d'observations longtemps suivies ; nous laisserons donc à d'autres, à un clinicien par exemple, dont le temps sera moins mesuré, le soin de traiter cette question.

Mais avant de commencer, qu'il nous soit permis d'adresser tous nos remercîments à notre maître M. le professeur Poncet, qui nous a fourni le sujet de cette thèse, qui en a accepté la présidence, et qui nous a toujours prodigué des conseils aussi bienveillants qu'éclairés. Qu'il nous soit permis aussi de remercier M. le docteur Jullien qui a bien voulu nous tracer la marche à suivre dans cette voie, MM. les professeurs Gailleton et Rollet, M. le professeur agrégé Augagneur, M. Diday, MM. les chirurgiens en chef de l'Antiquaille Aubert et Cordier, M. Cénas, médecin des hôpitaux de Saint-Etienne, qui ont bien voulu mettre à notre disposition les nombreuses observations de leur service. Enfin, nous remercions également pour leurs observations, nos amis MM. Audry, Duchêneau et Fayard, internes des hôpitaux, MM. Guillaud et Faure.

CHAPITRE PREMIER

Historique

Le chancre induré peut se développer sur toute région du tégument ; en premier lieu nous le trouverons sur les organes génitaux, mais immédiatement après il nous faut citer le chancre des lèvres, comme le prouvent les statistiques de Bassereau, de M. le professeur Fournier, de Clerc, de Martin et de Carrier. Il n'est donc pas étonnant que ce chancre ait de tout temps attiré d'une façon spéciale l'attention des observateurs.

Les cas de contagion que nous rapporte Pline(1) occasionnés par les baisers, que, chez les Romains, les chevaliers avaient coutume de se donner entre eux, ne comprennent-ils que des cas de mentagre, et faut-il éliminer absolument tout chancre induré des lèvres ? Nous ne saurions nous prononcer sur ce point et nous arrivons directement à la fameuse épidémie du XVme siècle.

Dès le début on était convaincu que la contagion pouvait se faire, comme le disait Schellig, par l'atmosphère, par l'haleine, les sueurs, les habits, le lit, les

(1) Pline. Hist. nat. lib. XXVI,

ustensiles, par le contact simple et momentané d'une partie quelconque d'un corps sain avec une personne infectée. Et comme preuve de ces idées. en 1529, le cardinal Wolsey, ministre de Henri VIII. est mis en jugement devant la chambre haute, pour avoir parlé bas à l'oreille de son maître, avec l'intention supposée de lui communiquer la syphilis, dont il était atteint.

Dès 1500 Torella et Benedictus établissent la nécessité d'une contagion immédiate, par les organes génitaux, le sein, la bouche.

En 1532, Nicolas Massa, dans son traité de *Morbo gallico*, écrit : « Non tamen est dicendum, quod omnes qui sunt infecti, per pudendas partes, tam mari quam femellæ, infecti sint..... cum multi laborent et laborarunt tali ægrutidine, qui numquam in virili membro, aut in vulvâ quicquam passi sunt, » et de ceci il en donne une explication en ajoutant plus loin : « Aliqui alii contactus, aut cibi, aut potus, aut vestimentorum inficiunt multos. »

Botal en 1560 rapporte la première observation de chancre buccal chez un de ses amis : « Insuper nulla ejus corporis pars, duobus primis mensibus, vel paulo minus, quicquam est perpessa. excepta labii inferioris ora quæ pruritu quodam levi, mox ulcere cœpit efflores cere. » Déjà A. Lecoq. A. Lusitanus et Benoit Victorius avaient parlé de contagions semblables. Une malade citée par Lusitanus avait un chancre près des narines : « prope nares, versus labia, ulcuscula passa erat. »

En 1563, le même auteur, Botal dans son *aphrodisiacus* t. II p. 859, mentionnait le chancre induré des parties génitales, de la bouche et du mamelon chez les

nourrices. « Apparent autem, tanquam præludia ulcus
cula statim in affecta parte, doflorato circumpositæ cutis
colore, mox duritie aliqua circumventa, in labiis videli-
cet vel papillis si suctu, si scortatione in glande, vel
præputio vel cole, scroto, in ore matricis. »

Quelques années plus tard, en 1566 Borgarutius écrivait
en copiant presque textuellement Botal : « Apparent autem tanquam præludia. ulcuscula. quædam statim in
affecta parte, deflorato circumpositæ cutis colore, mox
duritie aliqua in labiis, vel papillis. si suctu morbus
contractus fuerit, si scortatione in glande vel præputio
scrotoque in ore matricis vel hujus modi. »

Vers la même époque Brassavola mentionne explici-
tement le chancre de la bouche des enfants infectés par
leurs nourrices : « Si infans lac exsugens, circa os pus-
tulas contrahat quæ extrarii coloris sint nec curari facile
valeant, judica hunc morbi gallici contagione a nutrice
recepisse. » Fallope, Rondelet, Ambroise Paré, Nicolas
de Blégny firent aussi jouer un grand rôle à la contagion buccale, et Musitanus nous rapporte que plusieurs
religieuses d'un couvent, à Sorrente. prirent la vérole
en baisant un enfant qui était nourri par une femme
gâtée.

Astruc dans son traité des maladies vénériennes en
1736 et plus tard Fabre. classent tous deux la contagion
buccale par ordre d'importance immédiatement après la
contagion génitale. Astruc nous dit : « C'est ainsi que les
chancres surviennent, aux parties naturelles si le mal
est pris par le commerce vénérien ; à la bouche, à la
langue, aux gencives, au gosier, si le mal est pris en
mettant ou en faisant des baisers ; au bout des mamelles

s'il est pris en couchant avec une personne gâtée ; enfin aux mains et aux doigts, s'il est pris en accouchant une femme ou en touchant des ulcères vénériens. »

Fabre à son tour : « L'expérience prouve que le virus se communique par des baisers lascifs sur la bouche, ou sur les parties de la génération d'une personne gâtée : dans ce cas les lèvres et principalement la langue, qui est appliquée sur les parties infectées, reçoit l'impression du virus et en porte le plus souvent les marques sensibles. » Et plus loin : « Les chancres peuvent naître sur toutes les parties du corps qui ne sont point couvertes d'une peau dense et épaisse, la langue, les lèvres l'intérieur des joues, les gencives, les mamelons, les bords de l'anus, etc. »

Entre ces deux auteurs, nous avons à citer Van Swieten, qui nous transmet une vieille croyance à propos du chancre buccal : « quæ omnium maxima periculosa est, si lascivientes juvenes calida figant basia mulieribus quæ ulcera venerea in ore habent linguis incantibus. »

Avec Hunter la contagion des accidents secondaires étant niée, les chancres de la face quoique possibles devinrent plus rares. Néanmoins il y eut des opposants, et parmi eux Swediaur. Cet auteur, à côté de la contagion par des baisers, des frottements, ou par des attouchements, nous en signale un nouveau mode : celui par la transplantation des dents. Il nous rapporte l'observation d'une jeune fille de Londres, qui, s'étant fait ôter une dent gâtée et l'ayant aussitôt remplacée par une dent tirée immédiatement d'une jeune femme, qui paraissait saine, fût bientôt attaquée d'un ulcère dans la bouche, ulcère de nature syphilitique, qui résista au traitement mercuriel, amena la carie de la mâchoire et emmena la malade au tombeau.

Comme Sydenham, mais comprenant le chancre extra-génital et non seulement le chancre céphalique, il nous dit : « Les effets du virus appliqués de cette manière, ont été, dans tous ces cas, beaucoup plus violents et plus opiniâtres que lorsque la surface rouge des parties génitales en est le siège » et plus loin : « quoique j'aie examiné avec l'attention la plus scrupuleuse tous les cas de ce genre, je n'ai pu découvrir, dans la constitution des malades, aucune cause particulière, qui pût donner lieu à des symptômes si violents. Il me semble donc probable que, pour exciter des ulcères syphilitiques primitifs sur les parties couvertes d'épiderme, ou sur la surface blanche ou sèche du corps, il faut que le virus soit extrêmement âcre de sa nature, ou qu'il produise de plus violents effets par la raison qu'il est appliqué à une surface couverte d'épiderme, où il n'y a pas de mucus et des humeurs pour le délayer, ou pour défendre les parties de son acrimonie. »

Swediaur nous signale enfin deux épidémies de syphilis qui ont sévi au Canada et en Ecosse, vers la fin du xviiie siècle. La contagion se faisait par l'air, en mangeant avec la même cuiller, en buvant dans le même vase, et fumant du tabac dans la même pipe, et cela sans que le malade eût souvent la moindre affection dans les parties génitales : « ce qui, dit-il, prouve qu'une personne peut être vérolée jusqu'aux os, sans avoir contracté le mal par le coït, et sans avoir eu, ni gonorrhée, ni ulcère, ni aucun autre mal aux organes de la génération. »

Dans ces épidémies, en effet, l'accident primitif devait être un chancre céphalique, et si l'on veut un exemple plus frappant, qu'on nous laisse rapprocher du mal anglais du Canada, du sibbens d'Ecosse, le mal qui a sévi au commencement du siècle dans la commune de Chavanne-Lure (Haute-Saône). Voici ce que dit, à ce sujet, le 6 octobre 1829. M. Flamand, dans le journal complémentaire des sciences médicales. (t. V, p. 314).

« Cet individu (Pierre-François Goudey), arrêté et retenu pendant trois jours dans un corps de garde autrichien, à Montbéliard, lors de la seconde invasion, prétend y avoir contracté sa maladie en buvant dans le même vase et immédiatement après un soldat de cette nation, qui, dit-il, avait la même maladie aux lèvres. C'est quelque temps après être rentré chez lui que Goudey a éprouvé les premiers symptômes.

Elisabeth Goudey, âgée de 14 ans, assure l'avoir reçue des enfants du précédent, son parent, et cela en mangeant avec eux... Son frère, Claude-François Goudey, âgé d'environ 15 ans, a contracté la maladie quelques temps après sa sœur et il a éprouvé les mêmes symptômes.....

« Les habitants de Chavanne sont persuadés que cette maladie s'est particulièrement propagée par l'intermédiaire des ustensiles qui servent à prendre leur nourriture : cela est d'autant plus probable qu'on sait que les habitants des campagnes s'en servent les uns après les autres et sans la moindre précaution de propreté. Les observations ci-dessus paraissent fortement appuyer cette opinion. »

Au commencement du siècle, Cullerier dans le grand

dictionnaire des sciences médicales, continue à considérer la bouche comme un des principaux agents de transmission de la syphilis. Puis Delpech, Beaumès et Ph. Boyer signalent aussi les chancres des lèvres, qu'ils disent plus fréquents sur la lèvre inférieure que sur la lèvre supérieure. Lallemand, dans une de ses cliniques (1845), rapporte une dizaine de cas de chancres céphaliques, et entre autres une très remarquable observation, concernant trois amis porteurs de chancres indurés des lèvres, pour avoir eu commerce avec la même femme affectée de syphilis secondaire buccale.

Quand l'école huntérienne, représentée par M. Ricord, eût appris à reconnaître les deux chancres : le chancre mou et le chancre induré, elle ne tarda pas à reconnaître que ce dernier était aussi fréquent à la bouche et dans toute la région céphalique, que le premier y était rare. En 1854, M. Rodet écrivait : « le siège du chancre influe très évidemment sur l'induration. Pour ne citer qu'un petit nombre d'exemples, les chancres des lèvres s'indurent plus souvent que tous les autres, car je ne me souviens pas d'en avoir rencontré un seul qui n'ait présenté ce phénomène, et qui n'ait été suivi d'infection générale. »

M. Ricord, en 1858, faisait la même remarque dans une de ses cliniques : « Tous ces chancres appartenaient toujours et comme fatalement à une seule et même espèce, à l'espèce indurée, infectieuse. Ils s'accompagnèrent tous des symptômes propres à la vérole constitutionnelle; pas un ne resta exempt d'induration, pas un ne se borna aux limites d'une lésion buccale, sans retentissement sur l'économie, sans phénomènes d'infection générale. »

A partir de cette époque, le chancre céphalique devint la grande préoccupation de l'hôpital du Midi, et l'on voit apparaître la même année les thèses de MM. Buzenet et Nadau des Ilets, puis les mémoires de Puche, de Ricord, de Bassereau, de Huebbenet, de Cullerier, de Diday, de Poisson et de Nassau.

Mais c'est grâce aux travaux de M. le professeur Rollet, que le chancre mixte est connu et que le chancre induré est nettement séparé du chancre simple. Ce n'est pas que le chancre simple soit inapte à se développer sur l'extrémité céphalique, comme le pensaient alors, M. Diday et M. le professeur Fournier, ce n'est pas que tout chancre de l'extrémité céphalique s'indure, comme le voulaient Ricord et Rodet ; mais, ce chancre simple, localisé aux organes génitaux, se transmettant par l'acte vénérien, ne peut se transmettre qu'aux organes touchés. c'est-à-dire aux organes génitaux. Le chancre induré au contraire survient non-seulement après le toucher par du pus chancreux, mais aussi, comme le prouve M. le professeur Rollet, à la suite du toucher par des plaques muqueuses. Or, combien sont fréquentes ces plaques dans la syphilis secondaire et combien sont communs les rapports bouche à bouche? Nous n'avons pas pourtant toujours affaire, comme le dit M. Ricord, dans sa clinique, au chancre des grandes villes, au chancre des gens que leurs occupations ou leurs loisirs mettent à la portée d'abuser des raffinements de la civilisation. Les cas de contagion entre nourrices et enfants, les cas de contagion entre souffleurs de verre, les épidémies que nous avons relatées plus haut, nous en donnent une preuve ; c'est aussi souvent la syphilis insontium. La bouche est donc le grand foyer, le grand laboratoire de la syphilis.

En 1860, dans son traité pratique des maladies de la peau et de la syphilis, Guibert parle ainsi :

« La bouche est le plus ordinairement le siège d'ulcères consécutifs ; dans quelques cas pourtant on peut en rencontrer aussi de primitifs non-seulement sur les lèvres, mais encore sur la langue et même dans la profondeur du gosier. Il suffit pour cela que le virus ait été directement déposé sur ces parties, mais on conçoit que c'est surtout la contagion des accidents consécutifs qui peut s'opérer par cette voie. D'ailleurs dans plus d'une circonstance, on ignore si le mal développé par le contact a pour origine un accident primitif ou secondaire. Ainsi nous avons vu une jeune fille, chez laquelle des ulcères syphilitiques s'étaient formés à l'isthme du gosier, à la suite de l'embrassement forcé qu'elle avait subi de la part d'un soldat, qui lui avait enfoncé la langue dans la bouche. Ainsi quelques ulcères de la langue peuvent aussi être contractés, par baiser, par l'usage d'un instrument passé instantanément d'une bouche malade à une bouche saine. »

L'année suivante, en 1861, M. Diday nous signale un chancre ayant passé inaperçu avant lui : celui de l'amygdale. En 1852, Velpeau écrivait : « Le développement d'un chancre primitif sur l'amygdale paraît évidemment impossible, sur un homme surtout. Il faudrait admettre que le pus chancreux a été primitivement déposé sur les lèvres, que de là il a gagné la pointe de la langue, puis qu'il a parcouru toute l'étendue de la langue pour venir se déposer et germer sur la face interne des amygdales, et cela malgré la salive, malgré les mucosités qui lubréfient et abritent en quelque sorte tous ces organes. » Pour M. Diday, non seulement ce chancre existe, mais il est bien moins rare que ne l'ont constaté MM. Fournier, Buzenet, Melchior Robert ; toutefois, il faut le chercher dans la clientèle de la ville et non dans un hôpital spécial, où les malades n'entrent pas croyant simplement avoir affaire à une angine. Donc le plus souvent ce chancre passe inaperçu ; mais on peut encore en faire le diagnostic posthume, lorsque le malade a eu une angine unilatérale, sans fièvre, accompagnée d'adénophatie localisée à la région sous-maxillaire correspondante. et lorsque les symptômes de la syphilis ont débuté six ou huit semaines après le commencement de cette angine.

Durant ces vingt dernières années, les mémoires sur le chancre céphalique, sur son étiologie, sur son siège, se sont multipliés. C'est d'abord un spécialiste parisien qui communique la syphilis à plus de soixante individus par le cathétérisme de la trompe d'Eustache. En 1867 c'est Ambrosoli, qui insiste sur les dangers auxquels s'exposent les ramasseurs de bouts de cigare, et comme preuve à l'appui, en 1879, Duncan Bulkley, de New-York, publie l'histoire de deux de ses malades ayant pris la syphilis en fumant des cigares faits par un ouvrier atteint de larges ulcérations spécifiques de la bouche. La même année M. Gross, de Nancy, nous signale un cas de chancre de la lèvre occasionné par le sifflet d'un conducteur de tramways. En 1881, M. Martineau appelle l'attention sur un nouveau moyen de transmission de la syphilis : « Il s'agit, dit-il, d'une jeune femme de chambre qui a contracté la syphilis par la bouche, en parlant dans le cornet d'un tube acoustique établi dans un hôtel occupé par ses maîtres. Or, comme cet appareil se généralise depuis quelques années dans les appartements, dans les maisons, il y a là un moyen de transmission syphilitique qui peut devenir très fréquent, et qui, ainsi que les autres exemples signalés dans les livres scientifiques, montre, en dehors des rapports sexuels, le danger qui menace la société, par suite de la propagation si considérable de la syphilis et l'urgente nécessité de la limiter, de la restreindre. »

Ajoutons à cette énumération déjà trop longue la thèse de Savy, en 1876, sur le chancre palpébral, le mémoire de M. Legendre, celui de M. Hulot, de MM. Lavergne et Perrin, de M. Morel-Lavallée sur les chancres extra-génitaux, enfin la thèse de M. Nivet, en 1887, où il est fait une statistique de tous les cas observés dans le service de M. le professeur Fournier. Nous laissons de côté les nombreux cas isolés que nous retrouvons signalés dans les annales de dermatologie et de syphiligraphie, dans les revues d'ophthalmologie et de laryngologie. Ces cas qui passaient autrefois pour une véritable curiosité abondent et surabondent aujourd'hui. Pourquoi ? Parce qu'il sont mieux connus, et que maintenant ils n'échappent plus à l'œil de l'observateur.

Mais dans cet historique nous avons oublié à dessein de parler de deux thèses : celle de M. Ory (1875) sur l'étiologie des syphilides malignes précoces et celle de M. Guignard (1882) sur les chancres extra-génitaux. C'est que l'une et l'autre nous intéressent à un point de vue spécial.

A part Van Swieten qui l'admet comme une vieille croyance, à part Swediaur qui nous en dit deux mots dans son livre, personne ne s'est demandé, si le chancre céphalique n'entraîne pas à sa suite une syphilis plus grave. M. Ory le premier, M. Guignard ensuite se sont posés cette question, mais au point de vue du chancre extra-génital. L'un et l'autre concluent à la négative ; mais M. Ory n'appuie son dire que sur deux observations dont l'une est grave, l'autre bénigne. M. Guignard nous en rapporte quatorze, et parmi elles, quelques-unes de médecins ayant contracté un chancre du doigt suivi d'accidents secondaires graves, gravité qui pour lui doit être rejetée uniquement sur l'absence de traitement. Inutile de dire que ce nombre quatorze est encore trop faible pour permettre d'asseoir un jugement sérieux.

Enfin, si nous jetons un coup d'œil dans l'excellent livre de M. le docteur Jullien, nous y verrons reproduites les idées des deux précédents auteurs sur la gravité toute mécanique de certains chancres des lèvres, gravité due à la gêne de la mastication, à la douleur que détermine le passage d'aliments physiquement ou chimiquement irritants, et peut-être même aussi à l'écoulement dans les voies digestives du liquide septique sécrété par l'ulcération, causes qui amènent des troubles gastriques et anémiques.

CHAPITRE II

Pronostic

Dans notre avant-propos, après avoir posé la question
de savoir si les syphilis consécutives à un chancre de la
face ne seraient pas plus graves que les autres, en
raison du siége, nous ajoutions : tout comme la rage
avec laquelle la syphilis a tant de rapports. Cette idée
de rapprocher ces deux maladies n'est pas neuve en effet;
Thierry de Hery dans son livre sur la *Méthode curatoire
de la maladie vénérienne, en 1634,* nous dit: « Ledit
venin se communique par tout le corps, quasi en même
sorte que le venin de la morsure d'un chien enragé. »
Et plus tard Ricord envisageant le chancre comme le
seul accident primitif de la syphilis : « Le chancre est à
la vérole, dit-il, ce que la morsure du chien enragé est
à l'hydrophobie. » Depuis longtemps donc on avait
reconnu bien des points communs entre ces deux maladies virulentes. L'une et l'autre résultent de l'intro-
duction dans l'organisme d'un agent morbifique

presque encore inconnu, et chez l'une et l'autre, le
germe se propage à partir du point d'inoculation et par
un développement progressif finit par envahir les tissus
et les liquides de l'économie.

Or, dans la rage, le temps que met cet agent morbifique
à envahir tous les tissus varie avec le point contagionné
en premier lieu. Voici ce que dit, à ce sujet, M. A. Doléris
dans son article rage du *Dict. de Jaccoud* : « Le siège
des morsures paraît aussi jouer un rôle dans la durée de
l'incubation. Celles du visage d'abord, celle des mains
ou des membres supérieurs ensuite, sont celles qui pré-
disposent le plus à la précocité de l'invasion. Il faut
ajouter néanmoins que cette singularité, reconnue par
Tardieu, et admise depuis par suite de l'interprétation
des statistiques, n'a qu'une valeur relative. Toutefois il
n'est pas sans intérêt de remarquer, que plus le point
lésé est éloigné des centres nerveux céphaliques, plus
l'évolution est retardée, soit dit sans en tirer aucune
conséquence. »

L'incubation dans la syphilis, les accidents consécutifs ne pourraient-ils pas être aussi influencés par le
siège de la contagion, par le siège de la lésion primitive,
bien que contrairement à la rage qui se localise spécialement dans les centres nerveux, la syphilis étende ses
lésions à tous les tissus ? C'est ce que nous allons examiner maintenant.

L'évolution de la syphilis est divisée en trois périodes :
une période primaire caractérisée seulement par quelques prodromes presque insignifiants, et l'apparition
d'un chancre induré ; une deuxième caractérisée par les
accidents secondaires comprenant les éruptions cutanées,

les plaques muqueuses, en somme des lésions toutes superficielles ; enfin en troisième lieu, les accidents tertiaires pouvant se montrer ou non, et comprenant les gommes, les lésions d'organes plus profonds. Nous avons donc à étudier : 1° Quels sont l'incubation et la gravité de l'accident primaire siégeant dans la région céphalique ; 2° Quels sont l'incubation et la gravité des accidents secondaires ; 3° Quels sont les accidents tertiaires ; 4° Enfin quelle est l'influence du traitement dans les trois périodes.

Incubation primaire. — Il n'est plus d'auteur aujourd'hui qui nie la réalité de l'incubation primaire. Mais si l'on est d'accord sur son existence, il n'en est pas de même quant à sa durée. Ce chiffre semble même varier avec les années, on dirait qu'il augmente de jour en jour, comme on peut s'en convaincre en regardant les diverses moyennes données par les syphiligraphes. En 1857 M. Diday nous donne une moyenne de 14 jours ; en 1875, M. Mauriac une de 40, et dans cet intervalle de vingt années, nous avons une progression constante. Nous sommes donc forcés d'admettre que la durée de l'incubation s'accroît de jour en jour et ceci nous semble concorder avec les deux faits suivants : d'une part la gravité décroissante de la vérole ; de l'autre, la bénignité relative des chancres à longue incubation.

Pour nous, nous admettons une moyenne classique, celle que nous donne M. Jullien dans son livre et qui est comprise entre le 15° et le 35° jour.

Sur nos 100 observations nous en trouvons 10 où la date de la contagion et celle de l'apparition du chancre sont notées exactement. Les voici avec la durée de l'incubation :

Observation XIII................ 25 jours
— XXIX.............. 30 —
— XXXIV .... 30 —
— XLIII............. 10 — environ
— XLVI .... 30 —
— XLIY............. 21 —
— LIII............. 15 —
— LXIII............. 35 —
— IXC .... 21 —
— IC 15

Toutes ces dates comme nous le voyons sont comprises entre les limites assignées, deux avec le minimum,
une avec le maximum. L'observation XLIII seule nous
donne un chiffre au-dessous de la moyenne, dix jours
environ ; nous disons environ, car le terme de l'apparition du chancre n'y est pas nettement formulé, comme
on peut le voir ici : « 3 coïts *ab ore* pratiqués
par le malade, le premier, le 25 décembre 1882, le
deuxième, le 15 janvier, accompli non complètement ;
le troisième, le 10 février. Dans les trois ou quatre premiers jours de janvier, il survint à droite de la lèvre inférieure, au-dessous du bord muqueux, un bouton recou-
vert d'une croûte et prurigineux ; peu à peu ce bouton
s'étendit, s'ulcéra, s'indura et enfin s'accompagna de
ganglions sous-maxillaires. »

Nous le voyons donc, l'incubation de ce chancre induré
ne peut dépasser beaucoup la date indiquée plus haut.

Remarquons encore en passant que le malade dont il
s'agit ici est un teinturier âgé de 50 ans, et que nous

n'avons pas là un fait corroborant la loi de Sigmund, qui prétend que chez les vieillards l'éclosion de la vérole subit généralement un retard.

Quant aux deux autres dates minima les observations LIII et IC sont très nettes, très affirmatives, et malheureusement encore pour la loi qui fait dépendre la gravité de la syphilis du peu de temps de l'incubation, nous avons ici trois cas de syphilis moyennes.

Quoiqu'il en soit, si nous prenons la moyenne des dates données plus haut, nous trouvons que la durée de l'incubation du chancre céphalique est comprise entre le 23e et le 24e jour, c'est-à-dire dans une limite normale.

La durée de cette incubation n'est donc ni plus longue ni plus courte que celle du chancre des autres régions ; on la trouve presque au milieu des limites extrêmes assignées habituellement.

Durée du chancre. — Lorsque la période de réparation arrive, la surface du chancre se déterge, se débarrasse de l'exsudat fibrino-épithélial qui lui donnait l'aspect atone jaunâtre, lardacé, se couvre de bourgeons charnus et par sa couleur aussi bien que par sa sécrétion, devenue plus louable, se rapproche de plus en plus d'une plaie simple. Cette période de réparation survient dans les cas ordinaires après une durée de un à deux mois. Or voici les dates des 27 cas recueillis dans nos observations : sauf cinq, toutes sont comprises entre les limites assignées plus haut.

Voici ces cas :

Observation VIII............... 1 mois et plus.
  —   XIII............... 1 mois 1/2.
  —   XIV................ 1 mois 1/2 environ.

Observation XV............... de 45 à 50 jours.
— XVII .... 3 mois.
— XXII .... 35 jours et plus.
— XXX .... 2 mois et plus.
— XXXV .... près de 3 mois.
— XXXVII .... plus de 40 jours.
— XLI .... 2 mois et plus.
— XLV............... 1 mois 1/2.
— LI .... moins de 55 jours.
— LII............... 1 mois et plus.
— LIII............... 2 mois et plus.
— LIV............... 2 mois
— LXIII............... plus de 40 jours.
— LXX............... plus de 1 mois 1/2.
— LXXVII .... 1 mois.
— LXXX............... 2 mois.
— LXXXVI............... 1 mois 1/2.
— LXXXIX............... plus de 1 mois.
— XC............... plus de 7 semaines.
— XCI............... 1 mois 1/2.
— XCIII............... 2 mois.
— IC .... 1 mois 1/2.
— C............... 1 mois 1/2.

La durée de ces chancres est donc normale. Mais examinons en détail les cinq observations dont la durée est supérieure à la moyenne ; ce sont les nᵒˢ XVI, XXX, XXXV, XLI et LIII.

L'observation XVII comprend un chancre de la lèvre inférieure, qui, lorsqu'il fut vu, datait de 3 mois, et qui disparut 7 jours après l'entrée de la malade à l'hôpital. Un mois avant, c'est-à-dire deux mois après le début, la malade avait déjà des plaques muqueuses et quelques temps après du psoriasis palmaire. Les plaques disparurent par le traitement, mais revinrent trois fois dans l'intervalle d'une année. A sa dernière rentrée la malade était porteur d'une gomme de la langue.

Nous avons donc affaire là à une syphilis grave, je dirai même précoce.

L'observation xxx est celle d'un homme de 25 ans atteint d'un chancre de la lèvre inférieure depuis deux mois, chancre non encore cicatrisé, le malade est en même temps porteur d'une syphilide papuleuse, et même pustuleuse en certains endroits. Malheureusement le cas n'a pas été suivi plus longtemps, mais on peut admettre tout au moins que l'on est en présence d'une syphilis moyenne.

L'observation xxxv est celle d'une femme atteinte de deux chancres de la région mentonnière, ayant débuté 8 jours avant la Toussaint, et qui ne se sont cicatrisés que les premiers jours de février. Le jour de son entrée la malade portait une éruption papuleuse, datant également des premiers jours de novembre, et le 10 avril elle prenait une iritis secondaire. Là encore nous avons affaire à une syphilis grave, à une syphilis galopante.

Les détails que nous venons de donner sur ces trois observations nous forcent bien à admettre la durée prolongée du chancre, et ceci ne nous surprendra pas, puisque nous sommes en présence d'au moins deux syphilis graves et une moyenne.

Les renseignements que nous donnerons sur les deux observations suivantes sont moins précis ; dans la première il s'agit d'un chancre de l'amygdale dont les symptômes sont observés déjà depuis deux mois quand la malade est examinée ; elle présente encore une amygdale droite augmentée de volume, ayant une surface grisâtre, anfractueuse et douloureuse pendant la déglutition ; elle

porte déjà une syphilide papuleuse et des plaques muqueuses.

Enfin l'observation LIII est celle d'un jeune homme de
23 ans, qui 15 jours après avoir bu avec son frère con-
tracte un chancre de la lèvre supérieure. Ce chancre
dure encore quand on examine le malade au bout de
deux mois et est accompagné de roséole et de plaques
bucco-pharyngiennes.

A part ces cinq observations qui toutes visent des cas
de syphilis graves ou tout au moins moyennes, et dont
l'accident primaire a une durée très longue, nous voyons
d'après le tableau précédent que la durée la plus habituelle est de 45 jours.

Si du reste nous prenons la moyenne de tous ces cas
observés, nous verrons que pour nous, cette durée serait
de 49 ou 50 jours, date normale, mais qui se rapproche un
peu plus de la limite maxima que de la limite minima.

Quant à savoir pendant combien de temps se prolonge
l'induration, nous ne saurions nous prononcer sur ce
point. Dans la plupart des cas, elle a disparu les mois
suivants ; dans d'autres on la voit persister très longtemps.
Qu'on nous laisse à cette occasion citer l'observation XXXV.
Il s'agit là d'une femme de 35 ans ayant contracté la
syphilis à 20 ans dont les accidents secondaires passèrent
inaperçus, qui n'eut pas d'accident tertiaires et qui au
mois de mars 1889, présente encore à la lèvre inférieure,
immédiatement à droite de la ligne médiane, une saillie
cylindrique s'étendant jusqu'au bord de la muqueuse et
même un peu plus accusée de ce côté. Cette saillie
atteint le diamètre d'une pièce de vingt centimes, est à
base nettement limitée, dure, moins cependant que

la base d'un ulcère primitif typique. Sans la non existence de l'érosion de la surface, le chancre aurait conservé son aspect initial et le diagnostic est facile, même
à un examen superficiel. Rapportons encore l'observation LXXVII, où le chancre, s'étant cicatrisé au bout d'un
mois, mais ayant laissé une induration énorme, s'est
ulcéré de nouveau au bout de deux mois malgré le traitement suivi depuis trente jours déjà.

Quelle est la gravité de cet accident primaire ? Sur ce
fait nous ne sommes pas bien riches en documents. A
peine pouvons-nous signaler l'observation LXXXIV où il
est noté qu'à la sortie du malade, à la place du chancre
on pouvait remarquer une perte de substance médiane
reposant sur une base indurée.

Voilà pour les accidents locaux ; ajoutons pour les
accidents consécutifs signalés par M. Ory, l'observation
LIX où le malade se plaint de faiblesse, peut-être par
suite de la difficulté qu'il éprouve à manger.

Avant de terminer cette question, signalons enfin un
cas de chancres successifs (obs. LI) ; la malade eut d'a-
bord un chancre du mamelon, deux de l'aréole du sein
gauche, et un de la paupière inférieure gauche en même
temps ; quelques jours après on pouvait en examiner un
cinquième sur l'aréole du sein droit. Celui-ci semble
avoir été plus bénin que les autres ; nous ne pourrions
dire au bout de combien de temps il fût cicatrisé, mais
l'engorgement ganglionnaire fût bien moins fort à droite
qu'à gauche.

Incubation seconde. — A peine le chancre a-t-il fait
son apparition, qu'il ne tarde pas à survenir des acci-

dents secondaires, et en première ligne des éruptions cutanées. Celles-ci sont nombreuses, mais la plus rapide et une des plus communes, est la syphilide érythémateuse, la roséole. Elle se montre généralement de 40 à 50 jours après le début du chancre ; classiquement on adopte la moyenne de six semaines qui paraît être très exacte.

Plusieurs causes, il est vrai, peuvent retarder ou avancer cette éruption ; parmi elles, on peut citer l'hydrargyre, la température, les saisons. Les statistiques de Mauriac pendant l'hiver 1879-80, nous montrent en effet que cette date fût retardée à cette époque ; il en est de même dans les pays froids.

Il faudrait aussi tenir compte de certaines professions, qui pour les mêmes raisons que tout à l'heure, déterminent un retard, par exemple, celles de garçon de café travaillant dans une glacière, de terrassier travaillant dans un tunnel.

Néanmoins ces cas sont assez rares, et nous admettrons les deux limites extrêmes signalées par Bassereau ; pour lui la roséole la plus précoce qu'il ait observée serait survenue 20 jours après l'apparition du chancre ; la plus tardive au contraire un an après. Comme moyenne c'est habituellement entre le 30me et le 60me jour qu'il les a vues.

Voici les dates que nous avons obtenues dans nos observations :

Observation I .... 45 jours
—   II................... 51 —
—   III.................. 62 —
—   IV.................. 45 —

Observation	V	37	jours
—	VI	21	—
—	VIII	30	—
—	IX	45	—
—	X	60	—
—	XIII	45	—
—	XXII	30	—
—	XXIII	45	—
—	XXIV	30	—
—	XXXIII	21	—
—	XXXIV	15	— environ.
—	XXXV	25	— environ.
—	XXXVI	21	—
—	XXXVII	32	—
—	XL	30	—
—	XLII	45	—
—	XLIII	45	—
—	XLIV	21	—
—	XLVI	20	—
—	XLVII	45	—
—	XLVIII	30	—
—	LI	35	—
—	LVI	30	—
—	LIX	21	—
—	LXIII	40	—
—	LXIV	24	—
—	LXV	30	—
—	LXVI	60	—
—	LXX	45	—
—	LXXVII	45	—
—	LXXXIII	40	—
—	LXXXVI	45	—
—	LXXXVIII	60	—
—	XCIII	30	— environ
—	XCVI	60	—
—	IC	30	—
—	C	40	—

Si nous envisageons ce tableau, nous voyons tout

d'abord que deux cas sont au-dessous de la limite inférieure assignée par Bassereau Il est vrai que les dates ne
sont pas précises et peut-être pourrait-on les classer à
côté des cas extrêmes, survenus 20 jours après l'accident
initial. De plus, dans le premier cas (obs. xxxiv) il s'agit
d'un chancre de l'amygdale et nous savons combien il est
difficile de noter le début du chancre, celui-ci ayant
déjà fait son apparition, alors que les troubles consécutifs se montrent. Dans notre observation, il s'agit d'une
nourrice infectée par son nourrisson qui eut un chancre
de l'amygdale gauche, se témoignant par la présence
d'un ganglion dans la région parotidienne et par de la
gêne de la déglutition : « 15 jours après environ, survint
une éruption papuleuse généralisée ».

Le second cas n'est guère plus précis ; il s'agit d'une
malade qui vit survenir vers le milieu d'octobre deux
chancres de la région mentonnière, et qui, vers la fin du
même mois, eut des boutons sur le ventre, aux membres
supérieurs, puis aux cuisses.

Néanmoins, dans ces deux exemples l'incubation a été
très courte, et ceci n'a rien d'extraordinaire car nous
sommes en présence de deux syphilis graves.

A côté, nous trouvons six cas avec incubation de 20 à
25 jours, puis quatre autres, où le terme maximum a été
obtenu. Il est vrai que dans ces quatre cas, deux seulement nous font mention de la roséole ; les deux autres ne
signalent qu'une éruption papuleuse ; l'éruption érythémateuse a pu n'être pas remarquée, ou n'a pas existé.

Quoiqu'il en soit, prenons la moyenne du tableau précédent et nous trouvons que après le chancre céphalique,
l'incubation secondaire est comprise entre le 37me et le

38me jour. Cette date est un peu inférieure à la date admise habituellement, pourtant elle ne nous force pas à croire que dans notre cas la durée de l'incubation soit plus courte que dans le cas de chancres génitaux ; elle est trop peu inférieure à la normale, surtout si on se rappelle combien d'erreurs peuvent se glisser dans des observations non prises avec tout le soin désirable.

Gravité des accidents secondaires. — Nous abordons ici une question des plus difficiles et des plus compliquées.

Nous trouverons certainement dans nos observations des syphilides malignes, moyennes et bénignes, mais il faut savoir si ces syphilis doivent toutes leur gravité à leur siège, et si l'on ne peut invoquer comme cause de cette gravité, un des facteurs si communs de la vérole. Mais procédons par ordre et commençons par convenir de ce qu'on peut appeler une syphilis bénigne, moyenne ou maligne. Pour cela nous puiserons les renseignements dans le livre des maladies vénériennes de M. Diday, et, comme lui, nous adopterons son classement en syphilis ébauchée, syphilis faible, syphilis forte et syphilis galopante. Du reste, qu'il nous soit permis de rapporter les idées de notre maître à ce sujet :

« 1° SYPHILIS ÉBAUCHÉE (7 cas sur 93). — Ce sont des cas où la vérole est plus que faible ; où après le chancre, il n'y a eu qu'une seule poussée, consistant en roséole, deux ou trois acnés croûteuses du cuir chevelu, quelques dépolissures de la muqueuse buccale, symptômes qui, précédés ou non de céphalée, ont disparu en deux ou trois mois, bien entendu sans traitement général, et souvent ne laissant pas plus de traces dans la mémoire que sur la peau de ceux qui en ont été atteints.

« Les caractères essentiels des syphilis de cette catégorie sont de n'avoir qu'une, tout au plus deux poussées, de ne paraître que sous forme érythémateuse, de guérir spontanément.

« 2° SYPHILIS FAIBLE (53 cas sur 93). — La première éruption est roséolique ou papuleuse, vésiculeuse même quelquefois. Les plaques muqueuses à leur tour envahissent divers orifices et peuvent s'exulcérer. Des squames paraissent aux régions palmaires et plantaires. — Les deux premiers symptômes s'effacent; puis après quelques semaines, une nouvelle poussée a lieu, consistant ordinairement en syphilides plus circonscrites et de moindre intensité. Parfois au contraire, une lésion plus sérieuse (de l'onyxis, une éruption papuleuse au coude, de la dysphonie, des fissures à la langue, des plaques érosives au scrotum, etc.). Après la disparition de ces nouveaux accidents, il y a encore parfois une troisième poussée analogue, puis tout cesse, sauf certaines lésions locales dans des régions prédisposées par leurs fonctions (gosier, paume des mains, d'une seule main le plus souvent — la main professionnelle), cuir chevelu, face externe des petites lèvres, ces dernières lésions ne dénotant pas une persistance de l'intoxication qui la rende capable d'éclater en de nouveaux désordres constitutionnels, lésions qui, par le fait, finissent par s'éteindre.

« Les caractères essentiels des syphilis de cette catégorie sont de ne produire des lésions visibles qu'au tégument ; de durer en moyenne (d'après mon calcul portant sur 25 cas complètement observés) dix mois et demi ; enfin de pouvoir guérir en ce laps de temps sans l'intervention des remèdes dits spécifiques (lesquels sans être toujours nécessaires peuvent quelquefois être occasionnellement fort utiles).

« 3° SYPHILIS FORTE (29 cas sur 93). — La première éruption est papuleuse, pustuleuse ou squameuse, accompagnée assez rapidement de débilitation générale. L'éruption du cuir chevelu est impétigineuse plutôt qu'acnéique ; les plaques muqueuses s'ulcèrent ; l'onyxis est corné, parfois ulcéreux, les squames palmaires et plantaires laissent seules au-dessous d'elles de petites indurations à forme de tubercules, s'accompagnant de fissures ; partout où la peau est fine ou adossée à elle-même, l'éruption qui ailleurs est papuleuse ou squameuse devient humide, tend à s'ulcérer.

« Comme dans la catégorie précédente, il y a des poussées successives, mais elles sont en plus grand nombre ; elles laissent entre elles un moindre intervalle de temps, et surtout elles consistent en lésions des plus graves. Dès la première année, en effet, et parfois avant, la rhinite ulcéreuse, les contractures musculaires, l'iritis, l'albuginite, un peu d'amnésie, quelques douleurs tibiales, sternales, costales (plus persistantes, plus rebelles à l'iode que celles de la période prodromique), des ecthymas au bas des jambes se succèdent, coïncident, récidivent ou se perpétuent. Cet ensemble d'accidents finit ordinairement par guérir, mais plus d'une fois on le voit déjouer, et dans quelques cas définitivement, les effets combinés de la médecine et de l'hygiène.

« Les caractères essentiels des syphilis de cette catégorie sont : que les lésions qu'elles produisent, n'affectent pas un seul et même système organique, le tégument ; que d'après mon calcul précité, elles durent en moyenne près de vingt mois ; enfin que pour triompher de la plupart de ces lésions, il est nécessaire d'adjoindre aux autres médications, le traitement spécifique, parfois mixte.

4° SYPHILIS GALOPANTE MALIGNE (4 cas sur 93). — C'est comme une syphilis forte à l'état aigu. Après une incubation plus courte que d'habitude (34 jours en moyenne au lieu de 45) apparaît, accompagnée de céphalée violente, une éruption générale de larges plaques ou de pustules, qui rapidement s'ulcèrent et se couvrent de croûtes. Insomnie, prostration, inappétence, douleurs ostéocopes précoces. Les poussées successives se précipitent ; des rupias, des tubercules, des périostoses se déclarent prématurément et bien que la guérison ne soit pas impossible, la syphilis tertiaire ne peut que rarement être évitée.

« Les caractères essentiels des syphilis de cette catégorie sont : la brièveté de l'incubation ; l'apparition de certaines espèces de lésions sur des régions et à une période où on ne les observe pas ordinairement; la coexistence d'accidents secondaires, trop souvent l'impuissance relative ou absolue, même à fortes doses, des spécifiques, enfin péril imminent pour la vie. »

Il nous a paru nécessaire d'exposer ces idées avant de poursuivre notre travail; aussi qu'on veuille bien nous pardonner ce large emprunt fait à une œuvre si originale.

Voyons maintenant nos observations et faisons-les rentrer dans les quatre classes indiquées par M. Diday.

Il nous sera toutefois difficile de faire une distinction entre les syphilis ébauchées et les syphilis bénignes ; nous avons en effet nombre d'observations examinées pendant un temps très court et qui n'ont présenté que peu ou point d'accidents. Du reste ces deux classes offrent peu d'intérêt, si l'on considère le but que nous nous proposons. Il nous reste donc à voir combien nous avons de syphilis graves, combien de syphilis précoces et si la moyenne, que nous trouvons est en rapport avec celle indiquée par M. Diday.

Avant de commencer nous retranchons sur notre nombre total 7 observations qui, examinées au moment de l'accident primitif, ont été perdues de vue avant l'apparition des accidents secondaires.

Sur nos 96 cas, nous en trouvons 22 de syphilis graves ; ce sont les observations : III, IV, XIV, XVII, XXXIV, XXXV. XXXVI, XLIII, LI, LIII, LIX, LXII, LXVII, LXXIV, LXXVIII. LXXXIV, LXXXV. LXXXVII, XCII, XCIV, XCVIII, IC.

Ce chiffre 22 est un peu inférieur à celui donné par M. Diday. qui trouve 33 cas sur 93, mais ceci n'a pas lieu de nous surprendre et nous comprenons que dans des séries différentes on trouve aussi des moyennes légèrement différentes.

Dans ces 22 observations nous y voyons notées des éruptions successives. Le plus souvent, c'est une éruption papuleuse, avec psoriasis palmaire et plantaire ; à côté des lésions non localisées au tégument, des céphalées plus ou moins violentes, de l'amnésie, de l'iritis (voir XXXIV, XXXV, XCIV), des douleurs ostéocopes (LI), de l'épididymite syphilitique (LXXVIII).

Mais analysons ces observations d'une façon plus approfondie. Nous trouvons alors trois cas de syphilis galopante (XVII, XXXIV, XXXV).

Dans la première il s'agit d'une jeune fille de 22 ans, qui, 10 mois après l'apparition de son chancre, présente avec le cortège habituel de la période secondaire, une gomme de la langue. Les obs. XXXIV et XXXV nous ont présenté dans le premier semestre une iritis secondaire, la première au bout de quatre mois, la seconde au bout de cinq.

De cet ensemble il ressort, que les accidents secondaires, après un chancre céphalique, ne sont pas plus graves qu'après un chancre génital. Bien au contraire si nous nous en rapportions simplement au chiffre donné par M. Diday, sans admettre une marge assez grande, nous serions obligés de convenir qu'ils sont plus bénins.

Mais quelles sont les causes qui influencent la marche de la vérole, qui, chez deux individus ayant puisé le mal à la même source, font chez l'un une syphilis grave, chez l'autre une syphilis bénigne. En d'autres termes quels sont les facteurs de la vérole ? Nous verrons ensuite si dans nos 22 cas, la gravité ne peut pas être attribuée, du moins pour quelques-uns, aux causes que nous allons énumérer.

M. le professeur Fournier reconnaît six causes ayant une influence très grande sur la marche de la syphilis.

Ce sont :

1º Certaines conditions d'âge. Il est admis en effet par tous les syphiligraphes que la vérole chez le vieillard est plus grave que chez l'adulte. Chez l'enfant au contraire elle est très bénigne.

2° La scrofulo-tuberculose. Elle précipite et accentue les syphilides, hâte leur apparition et exagère leur manifestation. Il semble que le tégument des strumeux, des dartreux n'attende que l'occasion d'entrer en prolifération. Chez eux surviennent à brève échéance les éruptions sérieuses, avec tendance à l'humidité et surtout lentes à disparaître. La scrofule se constitue, dans les points qu'elle a frappés antérieurement, des lieux de moindre résistance ; c'est là que le virus tertiaire ira manifester sa présence et il la manifestera par des gommes, dont les désordres revêtiront l'uniforme scrofuleux.

3° L'alcoolisme. A la suite d'un excès passager, on peut voir survenir une éruption au bout de peu de temps. L'habitude alcoolique agit dans le même sens et multiplie indéfiniment les poussées.

4° Les accès de fièvre intermittente qui impriment une si puissante modification aux fonctions de la peau.

5° Les prédispositions héréditaires ou acquises et parmi elles le choc traumatique.

6° L'absence ou l'insuffisance du traitement au début.

Enfin n'oublions pas de signaler les dangers de la syphilis chez les femmes enceintes et les nourrices.

Or, dans nos 22 cas de syphilis grave, on peut invoquer, pour deux (obs. xxxiv et li) l'état de la malade qui était nourrice et a été contagionnée par un nourrisson ; chez deux autres (xxxv et xxxvi) la strume ; chez une autre(liii) l'alcoolisme et les fièvres intermittentes à l'âge de onze ans ; chez une autre encore (lxxviii) un état de débilité causé par une néphrite *a frigore* que le malade avait eue cinq années auparavant, enfin chez une dernière (LXXXIV) la fatigue et des veilles prolongées, car le malade était garçon de café. Voilà donc 8 cas où l'on peut invoquer au lieu du siège du chancre, les facteurs habituels de la vérole.

Influence du traitement. — On n'a qu'à parcourir nos observations, pour être convaincu que, comme partout ailleurs, le traitement antisyphilitique a une action puissante. Presque tous les malades sont sortis guéris ou du moins fort améliorés.

Chez quelques-uns le traitement a dû être poursuivi pendant plusieurs mois : mais il s'agissait là des cas de syphilis grave dont nous avons parlé. Dans une de nos observations, nous voyons que les plaques muqueuses étaient entretenues par l'habitude qu'avait ce malade, ouvrier teinturier, de goûter chaque jour son bain de teinture. (obs. LXXVI).

A cette loi formulée tout à l'heure, que les accidents secondaires consécutifs à un chancre céphalique ne sont pas plus graves que les autres, nous pouvons donc ajouter maintenant celle-ci : le traitement a une action puissante sur eux.

Gravité des accidents tertiaires. — Ici, nous sommes obligés d'avouer notre impuissance ; il ne nous est pas permis de formuler une loi, vu le nombre très restreint d'observations que nous avons pu recueillir. Nous n'aurions pour appuyer notre dire que 5 cas. et sur ces cinq un seul, nous l'avouons, a été soigneusement examiné et n'a jamais présenté d'accidents tertiaires.

Nous terminons là notre travail, et nous abandonnons cette question à des auteurs dont l'expérience est plus assise que la nôtre.

En somme et pour nous résumer, la syphilis consécutive au chancre de la face n'est pas plus grave, jusqu'aux accidents tertiaires exclusivement, que celle consécutive au chancre des organes génitaux. Ce qui fait la gravité du pronostic, c'est moins le siège de la contagion que l'influence de ces nombreuses causes, dont nous avons examiné les principales sous le nom de facteurs de la vérole.

OBSERVATIONS

OBSERVATION I

Due à l'obligeance de M. Diday.

1er juin 1872. — Chancre labial chez un verrier.

6 juin. — 2 pilules de protoiodure, puis 4 cuillerées de liqueur de van Swieten par jour.

15 juillet. — Eruption générale de larges papules cuivrées, dont quelques-unes au front et au pénil sont croûteuses. En même temps forte céphalée et brisement des jambes. Erythème du gosier.

20 juillet. — Aggravation.

OBSERVATION II

Due à l'obligeance de M. Diday.

12 avril 1872. — Chancre labial.

17 avril. — Prend du mercure.

11 juin. — Depuis 8 jours, roséole générale, plaques muqueuses des lèvres et de la langue. Acné du cuir chevelu. Chloro-anémie prononcée.

31 juillet. — Quoiqu'ayant continué les pilules au protoiodure, il est revenu plusieurs larges plaques croûteuses au front, aux fesses, au cuir chevelu et à la jambe.

OBSERVATION III

Due à l'obligeance de M. Diday.

23 mai 1872. — Chancre labial chez un verrier.

28 mai. — Pilules de protoiodure.

25 juillet. — Eruption de syphilides générales par de larges plaques squameuses. Céphalée atroce ; plaques muqueuses de la bouche.

10 août. — L'éruption a produit de larges plaques croûteuses au bas des jambes. Céphalée encore très forte. Iodure et protoiodure.

7 septembre. — Céphalée a cessé ; les plaques ont diminué.

OBSERVATION IV

Due à l'obligeance de M. Diday.

25 mai 1871. — Chancre labial.

15 juin. — Trois cuillerées à bouche du sirop de Boutigny.

7 juillet. — Tubercules muqueux-linguaux, deux taches de roséole abdominale.

20 août. — Tubercules muqueux amygdaliens.

3 septembre. — Roséole générale.

Depuis lors, jusqu'au 13 avril 1872, tubercules muqueux buccaux, végétants sur la langue ; acné de la moustache. Dysphonie et anamnésie. Alopécie.

15 juillet 1872. — Amélioration sauf quelques érosions superficielles de la bouche.

12 septembre 1872. — Il n'y a que de très légères plaques muqueuses des lèvres et de la langue.

20 mars 1873. — Quelques squames et ulcères du pénis persistants.

OBSERVATION V

Due à l'obligeance de M. Diday.

29 mars 1872. — Chancre labial.

6 mai. — Roséole ; tubercules muqueux sous-péniens, acné du cuir chevelu avec adénopalhie cervicale. Légères squames palmaires. Céphalée et lassitude des jarrets. Traitement mercuriel.

30 juillet. — Récidives de fortes squames palmaires et de croûtes de l'entrée des narines, et syphilido-acnéiformes de l'occiput.

OBSERVATION VI

Due à l'obligeance de M. Diday.

15 mars 1872. — Chancre labial. Pas de traitement.

6 avril. - Roséole un peu papuleuse. Acné du cuir chevelu.

30 avril. — Eruption presque effacée. Anémie.

11 mai. — Tubercules muqueux de l'amygdale assez légers.

1ᵉʳ août. — A la suite de nuits passées à jouer et à perdre, on trouve roséole et alopécie.

20 août. — L'alopécie s'est beaucoup étendue ; la roséole persiste.

L'alopécie n'a cessé qu'en février 1873. Beaucoup d'anémie.

2 janvier 1873. — Plus rien ; plus d'anémie.

4 octobre 1873. — Rien de nouveau.

OBSERVATION VII

Empruntée au livre *Recherches sur la Syphilis* de M. le professeur Rollet.

11 avril 1858. — Jules Ch..., âgé de 25 ans, a été mordu par le nommé Louis B ... La lèvre supérieure a été fortement entamée par les dents de l'agresseur ; il en est résulté des plaies qui sont restées plus de deux mois sans se cicatriser.

26 juin. — A son entrée à l'Antiquaille, nous constatons à la

lèvre supérieure, à la place des morsures, deux noyaux indurés de la largeur d'une pièce de un franc chaque. Double adénite indolente dans la région sous-maxillaire.

Depuis quelques jours, croûtes dans les cheveux, alopécie, érythème papuleux sur le tronc ; plaques muqueuses sur le scrotum, rien à la verge.

Deux pilules de protoiodure. Bain de sublimé.

8 juillet. — Le malade sort incomplètement guéri.

OBSERVATION VIII

Empruntée au livre *Recherches sur la Syphilis*, de M. le professeur Rollet.

Octobre 1858. — Jean J..., verrier, sentit à la face antérieure et au côté droit de la lèvre inférieure un noyau induré ; il s'est encore développé sur l'amygdale droite à une époque que le malade ne peut préciser et sur le pilier antérieur du voile du palais, une ulcération à fond grisâtre.

10 décembre. — Plaque rouge sur le point signalé de la lèvre ; ulcération de l'amygdale droite. Rien aux organes génitaux.

Fleury G..., troisième souffleur, 42 ans, porteur de plusieurs ulcérations dont il fait remonter l'origine à un mois : une sur la muqueuse de la lèvre inférieure, une à la face interne de la lèvre supérieure ; une troisième affecte aussi la lèvre supérieure.

Plaques muqueuses entre la luette et le pilier postérieur gauche du voile du palais ; le fond du gosier est rouge, difficulté à avaler.

OBSERVATION IX

Empruntée au livre *Recherches sur la Syphilis*, de M. le professeur Rollet.

Septembre 1850. — Jeune personne de 18 ans, atteinte d'un chancre induré de la lèvre inférieure. Pommade au calomel.

Six semaines après, plaques muqueuses sur les bords de la

langue, tache rouge arrondie à la voûte palatine, angine érythémateuse, croûtes dans les cheveux, éruption papuleuse sur le tronc et les membres ; lésions à la vulve ressemblant, au dire de la mère, aux plaques muqueuses de la bouche. Traitement antisyphilitique.

OBSERVATION X

Empruntée au livre *Recherches sur la Syphilis*, de M. le professeur Rollet.

Janvier 1857. — Mme X..., âgée de 22 ans, est porteuse d'une ulcération de la lèvre inférieure accompagnée de croûtes sous-maxillaires.

Mars. — Croûtes de la tête avec alopécie, enrouement très marqué, éruption générale. Aucun traitement antisyphilitique.

Avril. — Induration de la partie moyenne de la lèvre inférieure, éruption papulo-vésiculeuse confluente au front et autour des ailes du nez, disséminées sur les autres points. Angine érythémateuse ; douleurs de la déglutition, engorgement des ganglions sous-occipitaux, enrouement et alopécie. Rien aux parties génitales.

Contagionnée par la cuisinière atteinte de plaques muqueuses. La malade a guéri après un traitement très peu prolongé.

OBSERVATION XI

Empruntée au livre *Recherches sur la Syphilis*, de M. le professeur Rollet.

15 février. — Mme X..., âgée de 60 ans, porte sur le bord libre de la lèvre inférieure près de la commissure gauche, une ulcération indurée, datant d'une dizaine de jours. Pansement avec cérat au calomel.

J'ai revu cette dame plusieurs fois ; le chancre s'est cicatrisé, mais, malgré le traitement antisyphilitique, elle n'en a pas moins eu des accidents secondaires sur les muqueuses supérieures et la peau.

OBSERVATION XII

Due à l'obligeance de M. Cénas, médecin des hôpitaux
de Saint-Etienne.

Femme de 35 ans environ, mariée depuis quinze ans.

A eu, quelques mois après son mariage, des accidents syphilitiques qui ont débuté par la lèvre inférieure, et se sont ensuite localisés à la vulve. La roséole et l'alopécie ont passé inaperçues. Pas d'accidents tertiaires jusqu'à ce jour.

Traitement insignifiant, à peine deux mois. Pas de fausses couches ; a eu, sept ans après son mariage, un enfant bien portant.

Actuellement, sur la lèvre inférieure, immédiatement à droite de la ligne médiane, saillie cylindrique s'étendant jusqu'au bord de la muqueuse, plus accusée de ce côté, atteignant le diamètre d'une pièce de vingt centimes, à base nettement limitée, dure, moins cependant que la base d'un ulcère primitif typique. N'était la non-existence de l'érosion de la surface, le chancre aurait conservé son aspect initial, et le diagnostic est facile, même à un examen superficiel. A la surface, la muqueuse présente les mêmes caractères que sur le reste des lèvres.

Pas de ganglions. Santé générale bonne.

OBSERVATION XIII

Due à l'obligeance de M. le docteur Cénas.

Femme 20 ans. Ulcération de la lèvre supérieure au niveau

de la ligne médiane, survenue vingt-cinq jours après les embaras
sements de son ancien amant. Cette ulcération n'est devenue
caractéristique qu'au bout de quinze jours environ. Ganglion du
volume d'une noisette à droite.

Traitement mixte suivi régulièrement pendant quatre mois.

L'ulcération chancreuse a été cicatrisée au bout d'un mois et
demi.

Roséole assez confluente au bout d'un mois et demi, suivie dix
jours après de plaques muqueuses des amygdales et des piliers.
Trois mois après l'apparition du chancre, plaques desquamatives
de la paume des deux mains : quelques plaques érosives de la
vulve.

Quatre mois après l'apparition du chancre, il existait encore
des plaques muqueuses au niveau de l'isthme du gosier. Au
niveau du chancre il persistait une légère saillie indurée.

OBSERVATION XIV

Due à l'obligeance de M. le docteur Cénas.

Homme 25 ans. Chancre de la partie médiane de la lèvre
supérieure, datant de douze jours.

Traitement mixte.

L'ulcération, pendant les quinze jours suivants, a gagné légèrement en hauteur et en surface ; cicatrisation au bout d'un
mois et demi environ.

Roséole discrète. Plaques muqueuses des piliers deux mois
après l'apparition du chancre. Trois semaines après, lésions pus-
tulo-crustacées du front et de la partie supérieure des joues, se
reproduisant pendant trois mois. Le chancre, à cette époque, ne
laissait que des traces insignifiantes.

Le malade, élancé, maigre, a eu de l'alopécie assez accusée, de
l'asthénie secondaire très prononcée.

OBSERVATION XV

Due à l'obligeance de M. le docteur Cénas.

Femme 35 ans. Ulcération de la face interne de la joue droite, immédiatement en arrière de la commissure. Les bords offrent la consistance du cartilage.

Traitement mixte et quatre cautérisations au nitrate d'argent; le traitement a été institué un mois après l'apparition du chancre, qui se cicatrise au bout de quinze à vingt jours.

L'induration a persisté trois mois.

Le malade, examiné fréquemment pendant quatre mois environ, n'a présenté que deux petits ganglions derrière le sterno-mastoïdien gauche, et quelques érosions non caractéristiques de la langue et d'un pilier amygdalien antérieur. Pas de plaques muqueuses, pas d'alopécie, pas de neurasthénie.

OBSERVATION XVI

Due à l'obligeance de M. Guillaud, interne à Saint-Etienne.

Marie B..., 38 ans, blanchisseuse.

20 juillet 1888. — Chancre de la joue en voie de guérison. Céphalée secondaire. Plaques muqueuses au début sur la face interne des petites lèvres et sur les grandes lèvres.

Roséole papuleuse très confluente à la partie antérieure du tronc, à la face interne des cuisses, à la face postérieure du tronc, assez confluente aux membres supérieurs, mais disparaissant aux poignets et aux mains.

Avril 1889. — La malade n'a jamais présenté d'autres accidents que de l'alopécie et des ganglions le long du sterno-cleidomastoïdien. La cicatrice du chancre persiste brunâtre et légèrement indurée.

Pas de plaques muqueuses. Bonne santé habituelle.

OBSERVATION XVII

Due à l'obligeance de M. Guillaud.

Rose M..., 22 ans, lingère.

20 septembre 1887. — Chancre de la lèvre inférieure (moitié droite). Gros ganglion au-dessous de l'angle de la mâchoire à droite. Plaques muqueuses sur les amygdales hypertrophiées. Syphilide pigmentaire peu marquée du cou ; traces de roséole.

Le chancre serait apparu il y a trois mois, les plaques de la lèvre supérieure, il y a un mois.

27 septembre. — Plaques muqueuses de la vulve. Le chancre labial est à peu près guéri.

4 octobre. — Psoriasis palmaire et plantaire.

10 octobre. — Amélioration du psoriasis. Les accidents des lèvres sont presque guéris.

14 octobre. — Lèvre redevenue normale, sauf un très petit nodule induré ; restent une grosse adénite sous-maxillaire et quelques plaques buccales.

29 octobre. — Disparition des accidents. Sort.

7 février 1888. — Plaques muqueuses des grandes lèvres en voie de guérison.

9 juin. — Plaque muqueuse au niveau d'une fissure de la langue. Gomme immédiatement en arrière de la fissure.

26 juin. — Guérison de la plaque du dos de la langue et de la fissure. Poussée de plaques couenneuses sur les amygdales.

17 juillet. — Plaque desquamative sur le milieu de la langue.

14 août. — Guérison de tous les accidents.

OBSERVATION XVIII

Due à l'obligeance de M. Guillaud.

Louise T..., 24 ans, fille soumise.

14 août 1887. — Chancre de la face interne de la lèvre inférieure en forme de morsure. Roséole.

24 août. -- Cicatrisation, mais induration très accusée.

14 septembre. — Disparition complète de la roséole. Pas de plaques muqueuses.

OBSERVATION XIX

Due à l'obligeance de M. Guillaud.

Anaïs B..., fille soumise.

22 novembre 1888. — Chancre induré de la partie médiane du rebord muqueux de la lèvre supérieure. Gros ganglion dans la région sous-maxillaire droite. Début datant de 15 jours.

Pas encore de roséole ni de plaques.

OBSERVATION XX

Due à l'obligeance de M. Guillaud.

Louise L..., 22 ans, fille soumise.

26 juin 1888. — Traces de chancre syphilitique au-dessus de la commissure droite des lèvres.

Plaques muqueuses nombreuses à la lèvre inférieure. Nombreuses plaques desquamatives disséminées irrégulièrement, ainsi que de nombreuses fissures sur le dos et les bords de la langue. Une plaque hypertrophique sur la grande lèvre gauche Quelques plaques à l'anus.

Traces de roséole sur l'abdomen.

Liqueur de van Swieten et iodure de potassium jusqu'à la fin de juillet. A cette époque on suspend à cause de douleurs stomacales et on ordonne des frictions à l'onguent napolitain.

7 août. — Plaques muqueuses du bord gauche de la langue et de la pointe.

OBSERVATION XXI

Due à l'obligeance de M. Guillaud.

Marie P..., 20 ans, passementière.

13 août 1887. — Chancre syphilitique de la lèvre supérieure. Une plaque muqueuse de la gencive aux environs. Plaque de la grande lèvre droite.

Pas de roséole ni d'autres accidents.

La malade revue en avril 1888, dit n'avoir pas eu d'autres accidents ; elle est mariée et n'a pas eu de fausses couches.

OBSERVATION XXII

Due à l'obligeance de M. Guillaud.

Marie G..., 18 ans, fille de café.

13 avril 1888. — Plaques d'herpès couenneux sur la lèvre inférieure moitié gauche ; éruption herpétique d'aspect furonculeux sur la joue droite.

1er mai. — Les deux plaies précédentes ont pris une base indurée, surtout celle de la peau. Un ganglion cervical de chaque côté.

Roséole discrète sur les côtés du ventre et du tronc.

18 mai. — Plaques muqueuses amygdaliennes ; amélioration des chancres. Roséole en arrière de chaque sein.

29 mai. — Amygdales couvertes de plaques muqueuses.

5 juin. — Guérison du chancre de la lèvre supérieure.

Il reste une légère induration. Presque guérison du chancre de la peau.

OBSERVATION XXIII

Due à l'obligeance de M. Faure, externe des hôpitaux.

X. ., âgée de 17 ans, passementière.

Mars 1888. — Chancre de l'amygdale gauche.

Quinze jours après le début, ganglions dans la région sous-maxillaire.

30 avril. — Roséole précédée de fièvre et de céphalée intense. En même temps, alopécie très accentuée.

Deux mois environ après le début du chancre, psoriasis palmaire et plantaire. Plaques muqueuses abondantes.

Depuis, les plaques muqueuses ont toujours été abondantes. L'amygdale est encore hypertrophiée.

Traitement mercuriel prolongé peu longtemps.

OBSERVATION XXIV

Due à l'obligeance de M. le docteur Poncet.

Chancre de la cloison du nez. Début il y a un mois par des maux de tête localisés à la moitié droite du crâne. Adénopathie sous-maxillaire indolente, marquée surtout au-dessous de la branche droite du maxillaire.

Sur la peau de la poitrine, de l'abdomen et des membres, syphilide papuleuse généralisée très nette. Quelques papules sur le front. Impétigo du cuir chevelu.

Plaques muqueuses de la gorge.

OBSERVATION XXV

Service de M. le professeur Gailleton.

Louise M..., chapelière. 25 ans. Tempérament scrofuleux.
Chancre de la lèvre inférieure datant de un mois.
Actuellement éruption acnéique généralisée.
Les pustules sont assez larges avec une croûte jaunâtre. Quelques croûtes dans les cheveux.
La malade a maigri et perdu l'appétit.
Anémie profonde. Pâleur du visage.

OBSERVATION XXVI

Service de M. le professeur Gailleton.

Victor P..., 24 ans, employé aux Messageries nationales.
Bonne santé habituelle.
7 Mai 1881. — Début de l'affection actuelle, il y a 10 jours par une petite ulcération à la partie moyenne de la lèvre supérieure. Aujourd'hui la lèvre supérieure est tuméfiée dans sa totalité. La base est indurée. Adénite sous-maxillaire double ayant débuté 4 ou 5 jours après le chancre. Pas de plaques muqueuses. Céphalée légère.
Etat général bon.

OBSERVATION XXVII

Service de M. le Professeur Gailleton.

19 novembre 1879. — A eu les fièvres d'Afrique.
Il y a deux ans a eu mal à la gorge, et depuis sa voix est nasonnée.

Il y a un an et demi éruption sur le front. Actuellement entre les deux sourcils on constate des tubercules. Sur le front cicatrices blanches.

Testicule droit mou et atrophié.

Sur le poignet droit cicatrice d'une bulle assez volumineuse.

OBSERVATION XXVIII

Service de M. le professeur Gailleton.

Jeanne B..., 29 ans.

1ᵉʳ août 1879. — Depuis trois semaines chancre de la lèvre inférieure. Aujourd'hui ce chancre n'est pas encore cicatrisé.

Pas d'éruption cutanée, ni de plaques muqueuses.

OBSERVATION XXIX

Service de M. le professeur Gailleton.

Auguste B..., 44 ans.

10 juin 1879. — Coucha au mois de décembre dernier avec une femme publique. Un mois après, chancre de la lèvre inférieure. Pas de croûtes dans les cheveux, pas d'éruptions sur le corps.

Céphalées fréquentes.

Actuellement plaque opaline sur la face postérieure de la lèvre inférieure ; couronne de plaques érosives sur la face postérieure de la lèvre supérieure. Quelques-unes sur le bord droit de la langue.

15 septembre. — Les plaques muqueuses des lèvres ont complètement disparu

OBSERVATION XXX

Service de M. le professeur Gailleton.

Joseph E..., 25 ans, garçon de comptoir.

11 mai 1879. — Chancre du milieu de la lèvre inférieure datant de deux mois.

Sur le corps papules disséminées rose vif, transformées en pustules en certains endroits.

Sur les membres quelques rares papules.

OBSERVATION XXXI

Service de M. le professeur Gailleton.

Marie B..., 17 ans.

13 mars 1879. — Au mois de novembre dernier se rend à l'Hôtel-Dieu pour une angine, en même temps éruption syphilitique sur le corps.

Etat actuel. — Eruption maculeuse généralisée, confluente au ventre, au cou ; condylomes occupant la région périnéale et la marge de l'anus.

Sur les amygdales deux ulcérations opalines ; rien à la langue, rien aux lèvres.

OBSERVATION XXXII

Service de M. le professeur Gailleton.

Joseph F..., 20 ans.

Mai 1878. — Il y a douze jours, violent mal de gorge ; peu de temps après plaques muqueuses sur les deux amygdales.

Ganglions cervicaux tuméfiés.

Sur le tronc érythème maculeux.

OBSERVATION XXXIII

Service de M. le professeur Gailleton.

Jean P .., verrier, 26 ans.

2 décembre 1878. — Chancre de la lèvre inférieure datant de trois semaines. La lèvre est rejetée en dehors.

Ganglions sous-maxillaires.

Plaques muqueuses de la partie interne des lèvres, des commissures, des parois buccales et du fond de la cavité.

Eruption acnéique syphilitique.

OBSERVATION XXXIV

Service de M. le professeur Gailleton.

Claudine M..., 48 ans, ménagère.

27 août 1878. — Au mois de février dernier nourrissait un enfant atteint de mauvais mal.

Un mois après, à peine venait-elle de se débarrasser de l'enfant qu'elle eut de l'angine, des ganglions sous-maxillaires. 15 jours après environ, éruption papuleuse généralisée, confluente surtout dans la région lombaire. Cette éruption persista 3 semaines ; au bout de ce temps apparurent des papules à la vulve, puis des plaques muqueuses des commissures qui ont persisté depuis.

Enfin, il y a 3 semaines, iritis.

Actuellement : 1° Nombreuses papules hypertrophiques de la région vulvaire ;

2° Plaques muqueuses entre les orteils du pied gauche, et des commissures labiales ;

3° Iritis secondaire ;

4° Alopécie très marquée.

La paume des mains est le siège d'une desquamation qui a débuté il y a environ un mois.

9 septembre. — Accidents vulvaires notablement améliorés. Œil droit toujours aussi malade.

11 septembre. — Amélioration de l'iritis.

14 octobre. — La malade sort guérie.

OBSERVATION XXXV

Service de M. le professeur Gailleton.

Marie G..., 40 ans, lingère.

16 janvier 1889. — Comme antécédents a eu quelques accidents strumeux vers l'âge de 4 ans. Au milieu d'octobre aurait été embrassée par un individu syphilitique.

Début de deux chancres de la région mentonnière, huit jours avant la Toussaint.

A son entrée éruption papuleuse sur les membres inférieurs.

Rougeur du pharynx et des piliers, pas de plaques.

24 avril. — Iritis secondaire datant de 15 jours. Pas de plaques muqueuses à la bouche.

OBSERVATION XXXVI

Emilie-Augustine S..., 26 ans, bonne de café.

Strume dans son enfance.

12 mars 1889. — Vers le 5 février, angine et maux de tête violents. Gêne de la déglutition. Amygdale gauche présente une ulcération grisâtre.

A son entrée éruption papuleuse sur le ventre.

20 mars. — L'éruption s'est un peu accentuée. Pas de plaques muqueuses. Plus de céphalée.

OBSERVATION XXXVII

Due à l'obligeance de M. Audry, interne des hôpitaux.

Pierre M..., 24 ans, journalier.

19 juin 1888. — Chancre de la lèvre inférieure ayant apparu le 2 ou 3 juin. Ganglions sous-maxillaires.

5 juillet. — Syphilide papuleuse discrète du tronc.

11 juillet. — L'éruption est moins intense ; le chancre se cicatrise.

OBSERVATION XXXVIII

Due à l'obligeance de M. Audry, interne des hôpitaux.

Jean-François F..., 27 ans, armurier.

Pas d'antécédent ni d'alcoolisme.

22 juin 1888. — Chancre induré de la moitié gauche de la lèvre inférieure.

5 juillet. — Syphilide papuleuse discrète.

10 juillet. — Le chancre n'est pas tout à fait cicatrisé.

OBSERVATION XXXIX

Service de M. le professeur agrégé Augagneur.

Henri M..., 6 ans. Bonne santé antérieure.

23 janvier 1889. — Fin avril 1888, chancre de la région mentonnière. Cicatrisation après plus d'un mois. En même temps, ganglions volumineux.

Fin avril 1887. — Plaques muqueuses des lèvres et de la bouche.

Novembre. — Papules rouges du gland.

Actuellement plaques muqueuses de l'anus,

Mars. — Plaques muqueuses des lèvres et de la bouche qui ont persisté.

OBSERVATION XL

Service de M. le professeur Gailleton.

Claude V..., 18 ans.

22 mars 1882. — Depuis un mois chancre induré de la lèvre inférieure, contracté en buvant après un ami ayant des plaques muqueuses.

Depuis quelques jours plaques muqueuses sur le scrotum, sur la verge petites papules. Roséole assez confluente sur les membres supérieurs et le tronc.

OBSERVATION XLI

Service de M. le professeur Gailleton.

Elisa G.... 22 ans. Bonne santé habituelle.

26 juin 1883. — Il y a deux mois, angine avec douleur de l'amygdale droite et engorgement ganglionnaire. Alopécie.

Depuis 15 jours plaques muqueuses de la vulve. L'amygdale droite est augmentée de volume, sa surface est grisâtre, anfractueuse et douloureuse pendant la déglutition. Plaques muqueuses au niveau du pilier gauche et de la lèvre inférieure.
Syphilide papuleuse au niveau du pli du coude.

Papules humides dans le pli génito-crural du côté droit.

OBSERVATION XLII

Service de M. le professeur Gailleton.

Louis P... 20 ans, garçon de café.

15 février 1883. — Chancre induré de la face interne de la joue gauche. Engorgement ganglionnaire.

1er mai 1883. — Les accidents secondaires remontent à trois semaines. On voit la cicatrice du chancre buccal. Pharyngite syphilitique. Papules du fourreau de la verge et du scrotum.

Eruption papulo-cornée discrète.

OBSERVATION XLIII

Service de M. le professeur Gailleton.

Jean-Pierre G... 50 ans, teinturier.

26 février 1883. — Dernier coït remonte à 15 jours ; les deux derniers au 25 décembre 1882 et au 15 janvier 1883. Tous trois pratiqués par le malade *ab ore*; le deuxième n'aurait pas été consommé.

Dans les 3 ou 4 premiers jours de janvier, chancre induré de la lèvre inférieure.

Depuis trois semaines céphalée intense, surtout nocturne.

Depuis 8 jours, éruption papulo-maculeuse.

Actuellement le chancre n'est pas encore cicatrisé.

Etat général un peu affaibli.

OBSERVATION XLIV

Service de M. le professeur Gailleton.

Eugène A... 29 ans, menuisier.

17 mars 1883. — Dernier coït remonte à deux mois.

Chancre de la langue un mois et demi après.

Plaques muqueuses de la lèvre inférieure droite.

Papules rouges disséminées.

Pas de phénomènes généraux.

OBSERVATION XLV

Service de M. le professeur Gailleton.

Alexandrine B... 45 ans.

10 août 1882. — Il y a deux mois chancre de la pommette gauche Cicatrisation au bout de six semaines.

Engorgement des ganglions sous-maxillaires.

Eruption papuleuse très confluente datant de 8 jours.

Plaques muqueuses de la vulve.

Céphalée depuis cinq semaines, commençant à diminuer. Insommie et anorexie.

OBSERVATION XLVI

Service de M. le professeur Gailleton.

Pierre A. . 41 ans, sellier.

Avril 1881. — Coït *ab ore*.

Plus d'un mois après chancre de la lèvre inférieure.

Les premiers jours de juin apparition de macules, puis de papules roses.

Enfin plaques muqueuses de l'anus et du scrotum.

7 octobre 1881. — Eruption papuleuse. Papules humides agglomérées à la marge de l'anus.

Engorgement sous-maxillaire.

La lèvre inférieure porte à la place du chancre une ulcération recouverte d'une croûte bronze florentin, peu fissurée, adhérente. La lèvre supérieure en regard offre une ulcération superficielle irrégulière à fond gris jaunâtre.

Ecoulement de salive abondant.

Santé générale en apparence bonne.

OBSERVATION XLVII

Service de M. le professeur Gailleton.

Marie T... 22 ans, domestique.

6 janvier 1885. — Il y a six semaines angine.

Quinze jours après plaques surélevées et suintantes de la vulve. En même temps éruption papuleuse.

Actuellement plaque du pli génito-crural droit. Papules humides de la face interne des grandes lèvres. Quelques-unes sur les lèvres, le menton, la face inférieure des joues.

Alopécie.

14 août. — La malade qui était sortie guérie rentre avec une éruption maculeuse sur les membres inférieurs. Plaque muqueuse végétante de la commissure droite. Céphalée.

OBSERVATION XLVIII

Service de M. le professeur Gailleton.

B. Félix 24 ans, serrurier. Bonne santé habituelle ; quelques excès alcooliques.

15 juin. — Le malade eut des rapports bouche à bouche avec une fille soumise ; les premiers jours d'août mal de gorge avec engorgement des ganglions sous-maxillaires.

30 août. — Eruption rubéolique généralisée.

En même temps croûte dans les cheveux, plaques muqueuses de la commissure labiale et dans le fond de la gorge ; ulcération dans les plis interdigitaux des deux pieds, et sur la peau du scrotum.

24 décembre 1885. — Sur le tronc, et particulièrement sur le dos, quelques macules. Ulcération de la marge de l'anus. Plaques muqueuses de la face interne de la lèvre supérieure.

OBSERVATION IL

Service de M. le professeur Gailleton.

Jean D..., 25 ans, manœuvre. Bonne santé antérieure.
24 septembre 1885. — Vers le milieu d'août, rapports avec
une femme de rue. Trois semaines après, apparition d'un chancre au milieu de la lèvre inférieure. Ganglions sous-maxillaires.

Pas d'accidents secondaires.

OBSERVATION L

Service de M. le professeur Gailleton.

Jean B..., 22 ans, plombier. Bonne santé antérieure.
1ᵉʳ juin 1886. — Dernier coït il y a un mois et demi. A eu
des coïts antérieurs. Le 1ᵉʳ mai, plaques muqueuses de la gorge
et le 5, éruption généralisée. Actuellement cette éruption persiste. Plaques muqueuses sur le gland, sur les amygdales. L'ulcération de l'amygdale droite est tout à fait profonde, à bord
presque taillés à pic.

Adénite sous-maxillaires.

OBSERVATION LI

Service de M. le professeur Gailleton.

Elisa J..., 25 ans, ménagère. Bonne santé antérieure.
Le 24 ou 25 novembre la malade prend un nourrisson qui,
15 jours plus tard, est atteint d'une éruption et meurt le 2 janvier
1886. La malade cesse de donner le sein 4 à 5 jours avant la mort.
25 janvier. — Chancre du mamelon puis deux chancres de
l'aréole. Deux ou trois jours plus tard, chancre de la commissure

palpébrale interne gauche. En même temps, engorgement sous-maxillaire et de l'aisselle, maux de tête et douleurs articulaires qui forcent la malade à garder le lit pendant cinq semaines consécutives.

Dans la première quinzaine de février, apparition sur le sein droit, d'une petite ulcération analogue à celles de la paupière et du sein gauche.

Fin février.— Recrudescence des symptômes généraux : hémicrânie (côté gauche), douleurs ostéocopes. Insomnie, sueurs nocturnes.

28 février. — Apparition des manifestations secondaires.

21 mars. —L'œil gauche reste fermé; toute érosion chancreuse a disparu, on n'observe qu'une induration pâteuse des paupières.

Au sein gauche, trois plaques indurées ; dans l'aisselle. ganglions de la grosseur d'une noix.

Au sein droit, une seule plaque indurée recouvertes de croûtes. Dans l'aisselle, ganglions du volume d'une noisette.

Sur les membres, éruption papuleuse.

Quelques papules ulcérées aux grandes et aux petites lèvres. Croûtes dans les cheveux, pas d'alopécie.

Plaques muqueuses des piliers et des amygdales, une seule sur la lèvre supérieure.

8 juin 1886. — Pas trace de chancre palpébral. Bon état général. Quelques plaques muqueuses légères de la vulve.

OBSERVATION LII

Service de M. le professeur Gailleton.

Louis B...., 36 ans, chanteur ambulant.

1er juillet 1886. — Depuis un mois chancre de la partie médiane de la lèvre inférieure.

Engorgement ganglionnaire.

Pas encore de roséole, ni de plaques muqueuses.

OBSERVATION LIII

Service de M. le professeur Gailleton.

Jules D..., 23, cimenteur.

Alcoolisme et fièvre intermittente à l'âge de 11 ans.

16 juin 1886. — Il y a deux mois et demi a couché et bu avec son frère atteint de syphilis.

15 jours environ après cela, il vit survenir à la lèvre supérieure une vésico-pustule qui s'ulcéra et s'accompagna d'engorgement ganglionnaire.

Aujourd'hui sur la lèvre supérieure ulcération à base indurée.

Roséole manifeste, 2 ou 3 papules humides dans le sillon balano-préputial.

Plaques bucco-pharyngiennes et de la langue.

Pas d'alopécie.

OBSERVATION LIV

Service de M. le professeur Gailleton.

L..., Gilberte, 21 ans, fille de brasserie. Bonne santé habituelle.

12 mai 1886. — Il y a trois mois chancre de la lèvre inférieure, cicatrisé seulement il y a un mois.

Engorgement ganglionnaire.

Aujourd'hui éruption maculeuse. Quelques papules à la nuque.

Plaques muqueuses des lèvres, des gencives, de la langue, des piliers et des amygdales. Quelques céphalées.

3 novembre. — Nouvelle éruption maculeuse depuis neuf jours. Plaques muqueuses de la bouche.

Etat général bon.

OBSERVATION LV

Service de M. le professeur Gailleton.

Jean G..., 24 ans, frappeur.

31 décembre 1884. — Il y a trois semaines apparition d'un chancre de la lèvre inférieure. Engorgement ganglionnaire.

Aujourd'hui le chancre existe encore. Pas de manifestations cutanées. Rien à la gorge, rien à l'anus.

OBSERVATION LVI

Service de M. le professeur Gailleton.

J..., Marie, 23 ans, cuisinière.

19 novembre 1884. — Il y a deux mois apparition d'un chancre à la lèvre inférieure. En même temps céphalée et il y a un mois éruption généralisée.

Plaques muqueuses du gosier et des amygdales. Croûtes du cuir chevelu.

Sur la face interne des grandes lèvres double rangée de plaques condylomateuses.

Eruption érythémateuse.

OBSERVATION LVII

Service de M. le professeur Gailleton.

Julie P..., 30 ans, ourdisseuse. Antécédents strumeux.

19 novembre 1883. — Il y a six ans chancre de l'amygdale puis psoriasis palmaire.

Il y a un an trouble de la déglutition nécessitant une opération.

Il y a deux mois enchifrènement, le nez grossit à sa racine.

Actuellement végétations nombreuses du pharynx.

Perte de substance de la région membraneuse du voil du palais. Les piliers postérieurs sont détruits. L'amygdale gauche n'existe plus.

Au nez exostose de la branche montante du maxillaire droit.

État anémique manifeste. Maux de tête assez violents.

OBSERVATION LVIII

Service de M. le professeur Gailleton.

Jean B..., 37 ans, cordonnier. Bonne santé antérieure.

22 novembre 1883. — Début de l'accident il y a vingt-cinq jours.

Actuellement ne présente encore pas d'accidents secondaires. Le chancre de la lèvre inférieure est encore ulcéré. Engorgement ganglionnaire.

OBSERVATION LIX

Service de M. le professeur Gailleton.

Jean-Marie T..., cordonnier, 27 ans. Bonne santé antérieure.

24 novembre 1885. — S'est marié il y a trois mois, deux mois et demi après ses noces chancre de la langue.

Vingt-un jours après l'apparition de ce chancre, éruption maculeuse. Le malade se dit affaibli, peut-être par suite de la difficulté qu'il éprouve à manger.

Aujourd'hui le chancre n'est pas cicatrisé.

Papules humides de la verge. Ulcère de la peau du scrotum à gauche.

Éruption papulo-squameuse. Quelques croûtes dans les cheveux.

Obtusion intellectuelle légère. Affaiblissement. Anorexie.

OBSERVATION LX

Service de M. le professeur Gailleton.

Anne-Marie C..., 35 ans, ménagère.

Novembre 1886. — Angine et engorgement ganglionnaire.

2 janvier 1887. — Eruption papulo-squameuse. Psoriasis plantaire et palmaire. Croûtes dans les cheveux. Alopécie. Plaques muqueuses des lèvres et des piliers antérieurs.

OBSERVATION LXI

Service de M. le professeur Gailleton.

Marie G..., 20 ans, domestique.

20 janvier 1884. — Chancre de la lèvre inférieure au mois d'août 1883, à la suite céphalalgie et douleurs articulaires.

Actuellement plaques muqueuses de l'anus, de la vulve et des lèvres.

Vestiges d'une roséole sur le tronc ayant débuté dans le courant d'octobre.

Laryngite de nature spécifique. Violents maux de tête. Affaiblissement général.

OBSERVATION LXII

Service de M. le professeur Gailleton.

Claudine P..., 22 ans, lunetière.

Mariée le 3 avril 1883 avec un individu syphilitique. Le 1er mai angine et engorgement des ganglions sous-maxillaires ; céphalalgie.

Peu de temps après éruption papuleuse.

Mois de juin. — Eut mal à l'œil droit, rougeur photophobie. Plaques muqueuses de la bouche.

15 juin. — Vives douleurs au niveau de la bosse occipitale droite ayant duré 15 jours.

OBSERVATION LXIII

Service de M. le professeur Gailleton.

Michel E..., 18 ans, mineur.

9 avril 1884. — Couche avec une femme de maison il y a deux mois et demi ; 35 jours après chancre de la lèvre inférieure. Dès le début douleurs temporales profondes assez vives.

Actuellement le chancre n'est pas cicatrisé.

Ganglions sous-maxillaires.

Syphilide papuleuse. Alopécie.

Plaque muqueuse sur le pilier antérieur droit.

OBSERVATION LXIV

Service de M. le professeur Gailleton.

Henri M..., débitant de vin, 28 ans. Bonne santé antérieure.

31 mai 1887. — Chancre de la queue du sourcil droit, ayant débuté il y a 3 semaines. Ganglions parotidiens et cervicaux.

Eruption papulo-maculeuse généralisée. Pas d'alopécie. Plaques muqueuses du pharynx.

Etat général bon.

OBSERVATION LXV

Service de M. le professeur Gailleton.

Gustave D..., 23 ans, verrier-souffleur. Bonne santé antérieure.

14 avril 1888. — Il y a un mois début d'un chancre induré de la lèvre inférieure. Ganglion sous-maxillaire.

Actuellement l'ulcération n'est pas cicatrisée.

Roséole maculeuse. Céphalée.

Plaque muqueuse de la lèvre inférieure.

18 juin. — Plaques muqueuses condylomateuses de l'anus, et simples de la bouche.

Induration du siège du chancre.

La roséole n'a pas encore disparu.

21 juin. — Sort bien amélioré.

OBSERVATION LXVI

Service de M. le professeur Gailleton.

B..., 21 ans, veloutier.

26 février 1884. — Chancre induré de la lèvre inférieure il y a un an.

Deux mois après troubles fonctionnels légers, éruption papuleuse.

Depuis le 1ᵉʳ janvier ulcération du scrotum et du pourtour de l'anus.

Actuellement, plaque muqueuse près de la commissure droite. Rougeur du pharynx. Plaque muqueuse du prépuce. Condylomes douloureux, ulcères à l'anus, au scrotum, au périnée. Quelques céphalées.

OBSERVATION LXVII

Service de M. le professeur Gailleton.

Jean-Baptiste G..., 30 ans, journalier. Excès alcooliques.

5 novembre 1883. — Il y a 3 semaines, chancre de la lèvre supérieure ; il y a 15 jours chancre sur l'anthélix de l'oreille gauche. Ganglions parotidiens.

Le malade avoue il y a six semaines, avoir couché avec une raccrocheuse.

Décembre 1883. — Roséole papuleuse discrète. Plaques muqueuses de la bouche.

3 avril. - Eruption papuleuse disséminée.

Céphalée occipito-frontale nocturne datant de un mois et demi. Amaigrissement. Affaiblissement.

OBSERVATION LXVIII

Service de M. le professeur Gailleton.

Louise G..., 22 ans, fille de brasserie. Alcoolisme.

12 avril 1887. — Début de l'affection au commencement de janvier par de l'angine, puis quelques temps après éruption maculeuse.

Il y a 4 jours, apparition de papules. Plaques muqueuses de la grande lèvre gauche et des amygdales.

Etat général assez bon.

OBSERVATION LXIX

Service de M. le professeur Gailleton.

B..., 10 ans.

24 août 1887. — D'après les renseignements donnés par l'enfant, toute la famille paraît avoir la syphilis.

Plaques muqueuses de la bouche, de l'anus.

Large papule sur la bourse droite.

Accident primitif sur l'amygdale gauche.

Eruption papuleuse.

Œdème des membres inférieurs. Un peu d'albumine.

OBSERVATION LXX

Service de M. le professeur Gailleton.

Marie V..., 18 ans, domestique. Bonne santé antérieure.

Chancre de la lèvre supérieure, datant de un mois et demi, non cicatrisé.

Eruption papuleuse généralisée. Quelques croûtes dans les cheveux. Céphalée très accusée.

Plaques muqueuses des deux grandes lèvres.

Etat général assez bon.

OBSERVATION LXXI
Service de M. le professeur Gailleton.

M.... 34 ans, bouillonneuse.

15 novembre 1887. — Depuis deux mois, maux de tête continuels avec vomissements. Il y a 15 jours, angine et engorgement des ganglions sous-maxillaires.

16 novembre 1887. — Sur les grandes lèvres et au pourtour de l'anus, larges papules peu saillantes, légèrement érodées à leur centre.

OBSERVATION LXXII
Service de M. Cordier, chirurgien de l'Antiquaille.

Victor Z.. , 25 ans, serrurier. Strume dans l'enfance.

1er mai 1888. — Il y a deux mois le malade quittait l'Amérique pour Genève. A eu à cette époque une angine. Quelques jours après son arrivée, ulcération du scrotum et de la face interne des cuisses. Roséole encore récente.

Ulcération sur les deux amygdales beaucoup plus marquée sur la gauche, où a du être l'accident primitif.

OBSERVATION LXXIII
Service de M. Cordier.

Edouard V..., 24 ans, tourneur.

28 juillet 1888. — Il y a deux ans et demi, chancre de la lèvre inférieure, s'étant cicatrisé au bout de 7 semaines, mais ayant laissé encore aujourd'hui de l'induration. Un mois et demi avant

l'apparition de ce chancre, il aurait fréquenté une fille de brasserie pendant une semaine.

Au printemps dernier, éruption pustuleuse. Plaques muqueuses un mois après l'apparition du chancre. A ressenti des maux de gorge au printemps et à l'automne de chaque année. Sa femme eut aussi en janvier 1887, un chancre de la lèvre inférieure et une grossesse normale de septembre 1887 en mai 1888.

OBSERVATION LXXIV
Service de M. Cordier.

Désiré R..., 41 ans, briquetier.

En 1881, angine, ganglions sous-maxillaires et phénomènes généraux.

En 1884, éruption bulleuse survenue dans l'espace de 48 heures. Traitement spécifique.

Depuis 1885, de temps en temps éruptions semblables à la première.

3 novembre 1888. — Le malade est couvert de cicatrices et d'éruptions cutanées en voie de régression. Plaques brunâtres très abondantes.

Altération du prépuce depuis 3 ou 4 mois.

19 novembre. — L'éruption s'efface et pâlit.

22 novembre. — Nombreuses plaques muqueuses scrotales.

13 décembre. — A pris de la fièvre hier ; angine ayant troublé la parole.

OBSERVATION LXXV
Service de M. Cordier.

Jean-Baptiste B...

13 décembre 1888. — Début il y a 3 mois d'un chancre induré de la lèvre inférieure ; 3 semaines avant le début, le malade a fréquenté une femme suspecte.

Aujourd'hui, cicatrice indurée du chancre. Ganglions sous-maxillaires augmentés de volume.

Roséole papuleuse confluente ayant débuté il y a 15 jours. Plaques muqueuses ovales et buccales. Céphalée diurne.

31 décembre. — La roséole a disparu ainsi que les plaques.

5 mars 1889. — Le traitement est suspendu depuis 15 jours. Plaques muqueuses des amygdales. Un peu de prurigo. Alopécie.

11 mars. — Les plaques ont disparu très rapidement.

OBSERVATION LXXVI
Service de M. Cordier.

Joseph G.., 44 ans, teinturier.

3 décembre 1887. — Chancre de la lèvre inférieure.

Plus tard, roséole. Sort en voie de guérison le 24 janvier.

26 mars 1888. — Plaques muqueuses de la bouche. Ces plaques paraissent entretenues par l'habitude qu'a chaque jour le malade de goûter son bain de teinture.

22 juillet. — Plaques muqueuses des deux lèvres.

Enrouement depuis 8 jours. Roséole encore perceptible.

12 septembre. — Persistance des plaques, injection d'huile grise.

17 septembre. — Le malade va mieux.

22 octobre. — Les plaques ont disparu, il sort guéri.

4 janvier 1889. — Nouvelles plaques muqueuses des lèvres, de la langue, des amygdales et du scrotum.

OBSERVATION LXXVII
Service de M. Cordier.

Auguste F..., 19 ans, plâtrier.

4 février. — Les premiers jours de décembre, chancre de la lèvre supérieure, ayant duré un mois et demi et ayant laissé une forte induration. Ganglions sous-maxillaires.

Il y a une douzaine de jours, fièvre et éruption papulo-squameuse.

6 avril. — L'induration s'est accentuée encore ; elle s'ulcère à nouveau.

OBSERVATION LXXVIII
Service de M. Cordier.

G. René, 58 ans, bronzier.

11 Octobre 1888. — Il y a 7 semaines le malade souffrit des gencives ; en même temps ganglions sous-maxillaires droits.

Actuellement éruption papulo-tuberculeuse généralisée datant de 15 jours. Sur le front plaque recouverte d'une vingtaine de petits tubercules.

Douleurs nocturnes dans les articulations.

En arrière de la canine supérieure droite, ulcération grisâtre.

5 novembre. — Le malade ne s'améliore pas.

21 novembre. — Céphalée, vomissement on supprime tout traitement.

24 décembre. — Le testicule est augmenté de volume, très dur au toucher, avec quelques bosselures.

19 janvier. — Bon état général. Les tubercules de la peau ne laissent plus que des macules. Le tubercule du front est cicatrisé.

OBSERVATION LXXIX
Service de M. Cordier.

D. Charles, 21 ans, jardinier.

Chancre de l'amygdale gauche. Persistance d'un gros ganglion sous-maxillaire.

16 août 1888. — Depuis un mois éruption papuleuse persistant encore actuellement. Plaques muqueuses de la muqueuse préputiale, du scrotum, des lèvres, des amygdales, de la langue.

Coryza et enchiffrènement depuis un mois.

Céphalée le soir peu vive.

7 septembre. — Sort en bon état. Macules sur tout le corps.

OBSERVATION LXXX
Service de M. Cordier.

31 décembre 1888. — B. Pierre 18 ans, tourneur, entre avec un chancre de la lèvre supérieure survenu il y a deux mois. Aujourd'hui ulcération non cicatrisée. Adénopathie sous-maxillaire.

Plaques muqueuses de la verge, du scrotum, des amygdales.

Roséole papuleuse confluente, quelques boutons dans les cheveux. Céphalée temporale.

OBSERVATION LXXXI
Service de M. Cordier.

M. Fernand, 23 ans, garçon de café.

Chancre de l'amygdale gauche en octobre 1888.

24 octobre. — Plaques muqueuses de la verge, du scrotum, ganglions sous-maxillaires.

Roséole papuleuse, psoriasis palmaire.

13 avril 1889. — Plaques muqueuses de la langue de l'amygdale gauche. Croûtes dans les cheveux.

Céphalées violentes. La roséole est en voie de disparition. Psoriasis palmaire.

OBSERVATION LXXXII
Service de M. Cordier.

C. Joseph, 21 ans, apprêteur.

12 mars 1889. — Chancre de la lèvre inférieure ayant débuté il y a 3 semaines. Adénopathie sous-maxillaire.

6 avril. — Roséole maculeuse.

14 avril. — La roséole a disparu. Pas de plaques muqueuses.

OBSERVATION LXXXIII
Service de M. Cordier.

D. Philibert, 41 ans, orfèvre.

18 mars 1889. — Début d'un chancre induré de la lèvre supérieure il y a 3 semaines. Engorgement des ganglions sous-maxillaires.

6 avril. — Roséole depuis quelques jours. Pas de céphalée,
pas de plaques muqueuses.

OBSERVATION LXXXIV
Service de M. Aubert, chirurgien-major de l'Antiquaille.

R. Nicolas, 22 ans, garçon de café.

4 juillet 1882 — Chancre induré de la partie médiane de la
lèvre inférieure. Pléiade volumineuse.

A la sortie du malade, perte de substance médiocre reposant
sur une base indurée. Pléiade diminuée de volume. Pas d'accidents secondaires.

10 février 1889. — Vaste syphilide ulcéreuse du fourreau,
autres syphilides ulcéreuses moins importantes, disséminées sur
toute la surface du corps. Amélioration rapide par le traitement.

OBSERVATION LXXXV
Service de M. Aubert.

Louis D., 23 ans, employé aux chemins de fer.

Mars 1883. — Chancre de lèvre inférieure à gauche.

17 décembre. — Syphilide maligne précoce tuberculo-ulcé-
reuse. Plaques abondantes de lèvres. Croûtes épaisses sur la face.

22 décembre. — Se sent mieux.

10 janvier 1884. — Eruption en bon état. Sous le menton une
plaque persiste un peu papillomateuse.

16 janvier. — Va bien. Les plaques sont presque sèches.

24 janvier. — Se plaint depuis 6 jours d'une douleur du molet revenant la nuit et empêchant la marche. Cette douleur disparaît au bout de 4 jours.

OBSERVATION LXXXVI
Service de M. Aubert.

Etienne G... 24 ans, tonnelier.

1er juin. — Chancre de la lèvre inférieure datant de trois semaines. Pas d'accidents secondaires.

24 juin. — Le chancre est cicatrisé. A eu de petits boutons dans la tête.

Plaque muqueuse de la face interne de la lèvre inférieure en arrière et au voisinage du chancre.

OBSERVATION LXXXVII
Service de M. Aubert.

G. Jean-Baptiste, 23 ans, verrier.

16 juin 1886. — Il y a six mois un chancre de la lèvre inférieure. Il en reste une plaque indurée.

Aujourd'hui plaques muqueuses de la commissure et des lèvres. 2 petites plaques du sillon balano-préputial. Erosions péri-anales. Légère gingivite.

2 juillet. On suspend les pilules et donne des frictions. Persistance des plaques. Maux de tête, quand il se lève ou se baisse.

5 juillet. — Les lèvres vont très bien.

12 juillet. — Le malade sort, les plaques des lèvres sont cicatrisées.

OBSERVATION LXXXVIII
Service de M. Aubert.

Antoine P..., 34 ans, voiturier. A eu des fièvres en Afrique.

Septembre 1884. — Mal de gorge et ganglions sous-maxillaires.

22 novembre. — Il y a environ trois semaines plaques muqueuses des organes génitaux ; il y a huit jours plaques des lèvres. Syphilide papulo-squameuse éparse.

6 décembre. — En voie d'amélioration

22 décembre. — Nombreuses plaques muqueuses des amygdales.

12 janvier 1885. — A encore des plaques de la bouche. Persistance des macules.

19 janvier. — Sort très amélioré.

OBSERVATION LXXXIX

Service de M. Aubert.

Jean-Louis A..., 20 ans, ébéniste. Bonne santé habituelle.

14 juin 1887. — Entre pour chancre induré du bout du menton et accidents secondaires.

Début il y a un mois, quarante-cinq jours après le dernier coït, se fait habituellement raser.

Actuellement ulcération à base indurée, avec ganglions sous-maxillaires.

Roséole abondante, quelques papules.

Plaques muqueuses de la bouche, de la gorge, entre les orteils.

20 juin. — Se plaint de surdité.

8 juillet. — La surdité a diminué. Petites plaques muqueuses de la langue et des lèvres.

Va bien comme santé générale.

OBSERVATION XC

Service de M. Aubert.

A..., Laurent, 23 ans, verrier. Bonne santé habituelle.

12 février 1885. — Début du chancre labial il y a trois semaines seulement Grosse pléiade ganglionnaire à droite.

Très légère roséole maculeuse.

11 mars. — Chancre bien cicatrisé formant encore une masse un peu saillante. Aucune éruption secondaire.

8 avril. — Sort sans accidents secondaires.

OBSERVATION IXC
Service de M. Aubert.

Charles F..., maçon, 45 ans.

19 janvier. — Chancre induré de la lèvre inférieure datant de un mois, suite de morsure par un camarade. Un ganglion sous-maxillaire gauche.

Morsure guérie en peu de jours, puis intervalle de trois semaines avant l'apparition de l'ulcération actuelle.

4 février. — Sort chancre guéri. Santé générale bonne.

OBSERVATION VIIIC
Service de M. Aubert.

B..., Joseph, 46 ans, tisseur.

En 1872, chancre du voile du palais suivi de syphilides et de plaques muqueuses. Trois ans après accidents ulcéreux sur le corps ; il en reste quelques cicatrices éparses.

Depuis deux ans accidents localisés à l'épaule droite, sur le front, les sourcils et la nuque. (Plaques tuberculeuses).

11 février 1886. — Sort amélioré.

OBSERVATION VIIC
Service de M. Aubert.

B..., François, 39 ans, matelassier.

24 août 1885. — Il y a deux mois coït avec une femme ma-

riée ; il y a trois ou quatre semaines début d'un chancre du nez. Pléiade sous-maxillaire bilatérale.

Roséole maculeuse généralisée ayant paru depuis trois ou quatre jours.

18 septembre. — Le chancre du nez ne se cicatrise pas malgré trois pilules de Dupuytren.

25 septembre. — Cicatrisation rapide.

13 octobre. — Chancre cicatrisé ; le nez reste rouge avec arborisations vasculaires, au-dessus et au-dessous du chancre, dont la cicatrisation est un peu déprimée.

Roséole a disparu. Pas d'accidents secondaires.

Santé générale intacte.

OBSERVATION VIC
Service de M. Aubert.

J..., Louis, 29 ans, couvreur.

26 octobre 1882. — Chancre de la paupière supérieure droite il y a quinze mois.

Aujourd'hui iritis secondaire de l'œil droit ; récidive.

5 avril. — Commence à pouvoir lire. Depuis huit jours plaques muqueuses de la langue.

28 avril. — Bien guéri. On ne voit pas de cicatrices au siège du chancre, mais les cils n'ont pas repoussé à ce niveau.

OBSERVATION VC
Service de M. Aubert.

C..., Michel, 23 ans, journalier.

1er septembre 1883. — Chancre de la lèvre ; adénopathie sous-maxillaire.

20 septembre. — Traces de roséole sur le tronc.

23 septembre — La roséole s'accentue ; le chancre est cicatrisé.

4 novembre. — Aucun accident syphilitique.

OBSERVATION IVC

Service de M. Aubert.

Joseph C..., 27 ans, frappeur.

21 avril 1885. — Il y a quatre mois chancre de la lèvre inférieure ; noyau dur persistant.

Deux mois après légère roséole.

Aujourd'hui tout le tronc est le siège de larges plaques presque confluentes de roséole granuleuse.

Sur le cou, les coudes, la verge, le scrotum, rougeur diffuse avec tendance à la fissuration et au suintement. Sur le scrotum vraies plaques muqueuses.

28 avril. — Légère gingivite. Plus de suintement.

5 mai. — Gorge rouge avec plaques opalines.

12 mai. — Gingivite persistante. L'éruption pâlit. Santé générale bonne.

OBSERVATION IIIC

Service de M. Aubert.

Etienne C. ., 24 ans, cocher. Un peu d'alcoolisme.

13 décembre 1886. — Double chancre induré de la lèvre inférieure datant de un mois. Pléiade sous-maxillaire.

7 janvier. — Lèvre a repris son aspect normal. Aucun accident secondaire.

10 février. — Chancre guéri, pas d'accidents secondaires.

OBSERVATION IIC

Service de M. Aubert.

Hyacinthe L..., 44 ans, mécanicien.

12 juin 1883. — Syphilis limitée à la main droite qui tient le marteau. A eu un chancre de la lèvre en 1870 et a fait depuis deux séjours à l'Antiquaille.

23 juin. — Très amélioré ; mains souples non douloureuses.

OBSERVATION IC

Service de M. Aubert.

Isidore L..., 41 ans, brunisseur.

18 juillet 1885. — Il y a deux mois aurait embrassé sur la bouche une bonne atteinte de plaques muqueuses des lèvres. Il y a un mois et demi, apparition d'un chancre unique de la lèvre supérieure. Actuellement il y persiste de l'induration, mais le chancre est à peu près guéri. Pléiade sous-maxillaire.

Depuis 15 jours syphilide papuleuse et roséole du tronc et des membres. Papules du scrotum du fourreau, érosives dans les endroits humides.

Plaques érosives du reflet et du gland.

17 août. — Il persiste de grosses plaques sur les lèvres.

25 septembre. — Sort guéri.

OBSERVATION C

Service de M. Aubert.

Jean-Antoine F..., 30 ans, jardinier. Bonne santé antérieure.

18 juillet 1885. — Il y a 5 semaines, apparition d'un petit bouton sur la partie externe de la lèvre inférieure, en dehors de la bouche. Il y a 8 jours apparition d'un eczéma aigu de la face et il y a 2 jours roséole.

Actuellement chancre encore ulcéré. Pléiade sous-maxillaire.

Roséole très nette du tronc.

18 juillet. — Chancre cicatrisé. Roséole toujours très nette. Cicatrice du chancre faisant saillie rappelant un petit procédé de illard.

Pléiade sous-maxillaire persistante.

OBSERVATION CI

Due à l'obligeance de M. le professeur Poncet.

Chancre du lobule du nez, situé à droite de la ligne médiane. Accidents secondaires apparaissant avant la guérison du chancre.

M... K..., vient au mois de septembre 1888, consulter M. le professeur Poncet pour une lésion du bout du nez ; il se dit atteint d'un petit furoncle. L'ulcération présente le caractère d'un chancre syphilitique et M. Poncet penche d'autant plus pour ce diagnostic, qu'il existe dans la région parotidienne et dans la région sous-maxillaire correspondante, des ganglions très appréciables, à peu près indolents. La contamination remonte à cinq ou six semaines, elle se serait produite dans des rapports *ab ore*, et l'ulcération remonterait à 12 ou 15 jours.

Pendant les premiers jours, traitement purement local (pansement à la vaseline boriquée), mais l'ulcère n'ayant aucune tendance à la cicatrisation : il institue un traitement spécifique.

Amélioration progressive ; la cicatrisation n'est complète qu'au bout de deux mois.

Sept semaines après l'apparition du chancre, plaques muqueuses des piliers, du voile du palais, de la langue, des lèvres. Pas d'éruption cutanée. Quelques pustules d'acné sur le cuir chevelu.

Depuis lors, c'est-à-dire, depuis six mois : plaques muqueuses à diverses reprises, occupant le même siège. Deux plaques muqueuses scrotales. Ces accidents disparaissent sous l'influence du traitement. Etat général excellent.

En résumé : plaques muqueuses récidivantes ; syphilis bénigne.

OBSERVATION CII

Due à l'obligeance de M. le professeur Poncet.

Chancre de la joue gauche. (Saint-Louis, Hôtel-Dieu).

Il s'agit d'un jeune homme de 28 ans, portant au niveau du malaire gauche une ulcération de la largeur d'une pièce de cinquante centimes, offrant tout les caractères d'un chancre syphilitique. Le début de l'ulcération remontait à trois semaines avant l'entrée. Adénopathie sous-maxillaire caractéristique. Le malade est soumis à un traitement mercuriel.

Lorsqu'il quitte l'hôpital, après cinq semaines, l'ulcération est à peu près cicatrisée.

Pas d'accidents secondaires.

OBSERVATION CIII
Due à l'obligeance de M. le professeur Poncet.

Chancre induré développé à gauche sur la gencive recouvrant la dent de sagesse du maxillaire inférieur. Il s'agit d'un jeune sous-lieutenant de 23 ans, qui, au mois de novembre 1883, consulta M. le professeur Poncet, pour une ulcération intra-buccale s'accompagnant d'adénite sous-maxillaire, avec divers troubles fonctionnels.

Depuis trois ou quatre mois, le malade éprouvait une certaine gêne pour ouvrir la bouche et quelques douleurs, qu'il attribuait avec juste raison à l'éruption d'une dent de sagesse. Il s'était aperçu il y a sept semaines environ, d'une ulcération siégeant au voisinage de la dent.

On aperçoit en effet une longue ulcération entourant le sommet de la dent ; elle empiète sur la muqueuse buccale correspondante.

Céphalée. Eruption papuleuse sur le tronc et les membres. Nulle part de traces de chancre sur les organes génitaux.

Le diagnostic de chancre induré fut confirmé par le traitement. Lorsqu'il quitta Lyon, un mois après avoir vu M. Poncet, il était en pleine voie de guérison.

CONCLUSIONS

I. La durée de l'incubation primaire du chancre céphalique est comprise entre les limites classiques, 15ᵉ et 35ᵉ jour. Notre moyenne pour dix cas observés plus spécialement serait de 23 jours.

II. La durée de ce chancre n'a rien d'anormal (en moyenne 49 jours) Sauf deux cas, il n'a pas été suivi d'accidents dignes d'être signalés.

III. L'incubation seconde, au lieu d'être de six semaines, comme dans le chancre génital, ne nous a plus paru être que de 38 jours.

IV. Les accidents secondaires ne sont pas plus graves que ceux observés habituellement.

V. Quant aux accidents tertiaires, le temps trop peu prolongé pendant lequel nous avons suivi nos malades ne nous permet pas de conclure à ce sujet.

VI. Le traitement spécifique a une influence aussi nette sur tous ces accidents que sur les manifestations de la syphilis génitale.

INDEX

HULOT. — Chancres extra-génitaux. — *Ann. de Dermatologie et de Syphiligraphie*, 1879.

JULLIEN. — Traité des maladies vénériennes. 1886.

LAURENT. — Chancre extra-génital siégeant à la racine du nez. — *Gaz. médicale de Paris*, 1887.

LAVERGNE et PERRIN. — Contribution à l'étude des chancres extra-génitaux. — *Ann. de Derm. et de Syph.* 1884.

LEGENDRE. — Chancre de l'amygdale.—*Archives de médecine* 1884.

MOREL-LAVALLÉE. — *Ann. de Derm. et de Syph.*, 25 juin 1888.

MOURE. — Chancre induré de la fosse nasale droite. — *Revue de laryngologie*, 1887.

NADAU-DES-ILETS. — Th. Paris 1858.

NIVET. — Th. Paris 1887.

NODET. — Th. Montpellier 1863.

OHMANN-DUMESNIL. — Un cas de chancres multiples au palais. — *Ann. de Derm. et Syph.*, 1888.

ORY. — Th. Paris 1875.

PANAS. — Art. paupières dans dict. Jaccoud.

PONCET. — Ann. de Derm. et de Syph. 1881.

RABITSCH. — Chancre infectant de l'amygdale (*Berliner. Klin, Wochenschrift* 1887 n° 17).

RICORD. — *Gaz. des hôpitaux* 1858, p. 502.
Leçons sur le chancre, Paris 1860.

RICHON. — Chancre du point lacrymal inf. — *Gaz. des hôpitaux* 1881.

ROLLET. — Gaz. médicale de Paris, juillet 1858.
Arch. générales de médecine, 1859.
Recherches sur la syphilis, 1862.
Traité des maladies vénériennes.
Art. bouche et chancre dans le dict. de Dechambre.

SAVY. — Th. Paris 1876.

Lyon. — Impr. J. GALLET, rue de la Poulaillerie, 2